飯田英明

驚くほど相手に伝わる

学会発表の技術

わかるデザイン
60のテクニック

中山書店

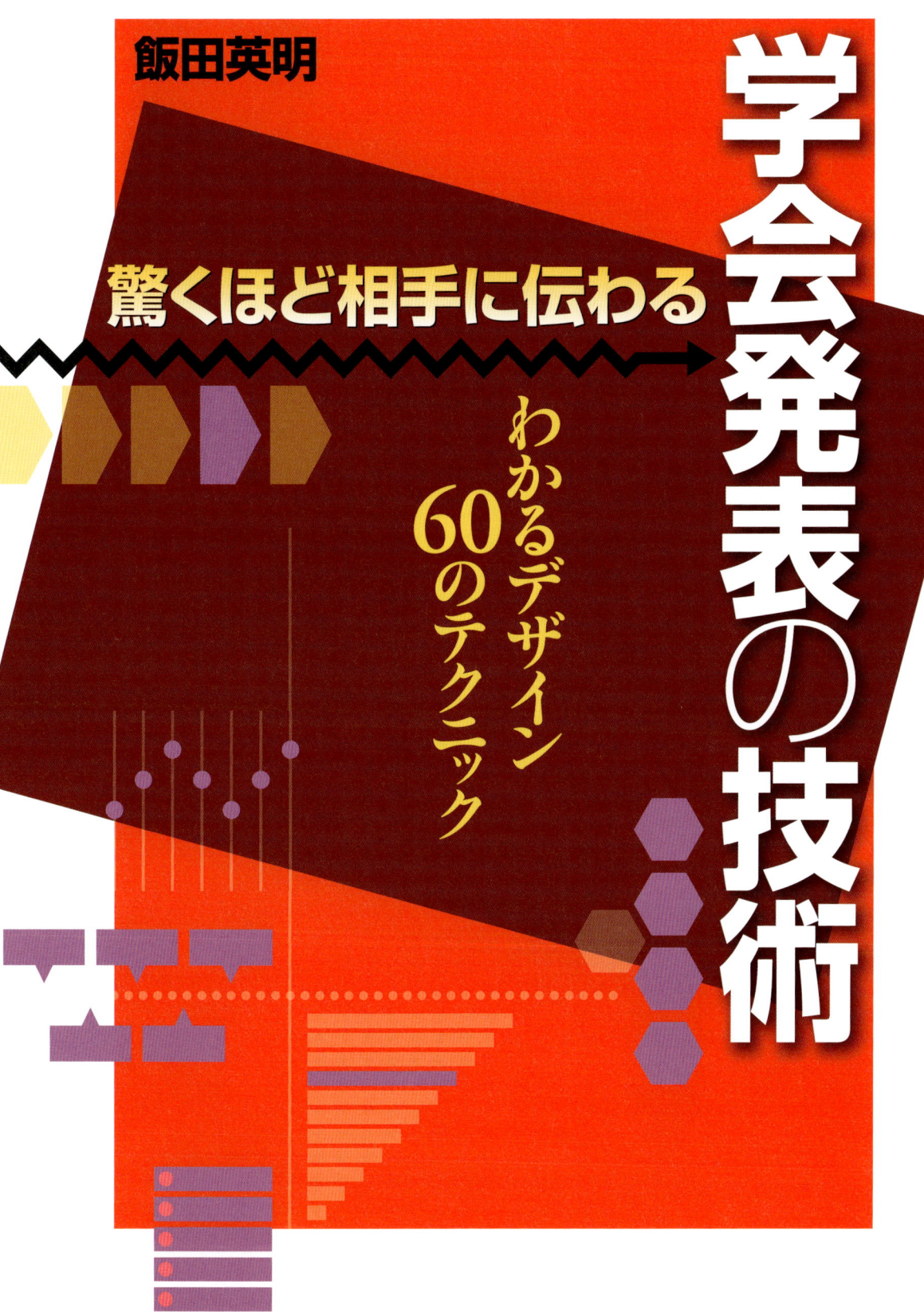

はじめに

私は、これまで二十数年にわたって多くの企業や政府、地方自治体といった行政機関などを対象に説明資料やプレゼンテーション資料について研修、講演、コンサルテーションを行い、さまざまな分野の膨大な数の資料についてアドバイスしてきた。本書は、そうした経験を元にまとめられたものである。

はたしてビジネスや行政の分野でつちかったノウハウが医療・医学分野に役に立つのか。

読者の中にはそうした思いを抱かれる方もおられるだろうが、その思いは、出版社から企画を頂いたときの私の思いでもあった。それを乗り越え、本書を執筆したのは、私自身のプレゼンテーション資料についての医学・医療分野へ恩返しをしたいという気持ちと、体験から得た確信があるからだ。

恩返しについては「おわりに」で述べ、ここでは確信を得た体験のうちのひとつについて触れておきたい。

数年前に都内の総合病院から院内勉強会の講師のお話を頂いた。病院からのお話は、消化器内科の研修医が作成した院内の発表資料と、ベテランの脳神経外科医の先生が作成した一般向けの講演会の資料を使って、私だったらどう表現するか、実際に私が同じテーマで作った資料を示しながら、その違いを解説するというものだった。その病院には個人的にもお世話になっていることもあり、また担当の医師が専門的な内容について解説してくれるということで、喜んでお受けした。準備するにあたって、勉強会で取り上げるもの以外にも、本書の編集担当の協力も得て、幅広く医学・医療分野の発表用資料について調べた。

勉強会当日は関係者百数十名を相手に一時間半ほどお話しし、結果は好評だった。それを聞いて本書を執筆する価値があることを、私は確信した。それからしばらく時間がたったが、今回、ようやく一冊にまとめることができた。

本書は、大会場で不特定多数の相手を対象とする場合、小さな会場で面識のある少人数の相手を対象とする場合、また発表者と共通の専門知識をもった相手に説明する場合、専門知識をもたない相手に説明する場合など、広く応用できることを心がけて書いている。学会などの発表で、ぜひここにあげた考え方やテクニックを活用してほしい。

2015年1月

飯田英明

CONTENTS

発表用スライドの変遷と本書の位置づけ—— vii
本書の内容でこう変わる—— viii
本書の構成と主な内容—— x

Ⅰ 資料作成の基礎—まずはここを押さえよう

01 発表の不安を自信に変えるために—— 2
02 スライドが映し出されるシーンから文字サイズを考える—— 4
03 まず文字を使った表現を見直そう—— 6
04 書体は見た目の印象を左右する—— 8
05 欧文書体を使う場合の注意—— 12
06 書体や文字の大きさを工夫して目をひく表紙にする—— 14
07 上下左右の余白はしっかり取る—— 16
08 行間隔で印象を変える—— 18
09 視覚的なグループを作る—— 20

Ⅱ 資料作成の応用—さらにここを見直す

10 一枚のスライドでひとつのメッセージを取り上げる—— 24
11 スライドのタイトルを使ってメッセージを伝える—— 26
12 目次で説明を予告する—— 28
13 説明の途中で相手を迷子にしない—— 30
14 紐付けスライドを採用する—— 32
15 段階的に伝える—— 34
16 箇条書きをビジュアル化する—— 38

Ⅲ 効果的な色の使い方

17 背景の色を選ぶ—— 42
18 色の数を減らし、メッセージを強調する—— 44
19 同系色を使って、カテゴリーを表現する—— 46

20 ベースカラー、メインカラー、アクセントカラーで配色する―― 48
21 既存の配色デザインを手本にする―― 50
22 対象世代別配色テクニック①（幼児、子ども）―― 56
23 対象世代別配色テクニック②（若者、シニア）―― 58
24 配色パターンサンプル―― 60

Ⅳ 表とグラフ―ありきたりの表現から脱却する

25 表とグラフを使い分ける―― 64
26 表は罫線を減らして見やすくする―― 66
27 ひとつの表であれもこれも伝えない―― 68
28 グラフの見た目をメッセージに合わせる―― 70
29 グラフの種類や表現を工夫しよう―― 72
30 項目を数値順に並べてみよう―― 74
31 項目の多いグラフは凡例を工夫する―― 76
32 グラフに注釈を付け加える―― 78

Ⅴ 写真とチャート―洗練されたビジュアルで見せる

33 引き出し線を揃える―― 82
34 写真の色を使って同系色でまとめる―― 84
35 半透明の下地を使う―― 86
36 こういうときにこのチャート① スケジュール、手順、プロセス…〈変化〉を図解する―― 88
37 こういうときにこのチャート② 包含、交差、並列、相関…〈関係〉を図解する―― 90
38 こういうときにこのチャート③ 組織、体系、分類…〈構成〉を図解する―― 92
39 こういうときにこのチャート④ 表やグラフをチャートにする―― 94
40 チャートを使うときは、ここを気をつける―― 96
41 文字による表現はシンプルに―― 98
42 矢印を使いこなす① 目立たせない―― 100
43 矢印を使いこなす② 使い分ける―― 102
44 揃える① 囲み枠を整える―― 104
45 揃える② 大きさを揃える―― 106
46 揃える③ 位置を揃える―― 108
47 チャートにイラストや写真を使う―― 110
48 チャートを動かす―― 112

Ⅵ 学会以外の発表ではどうしたらよいか？

49 論文の構成と表現を安易に流用しない—— 118
50 説明の流れで理解の階段を昇っていく—— 120
51 スライドを作る前に説明の設計図を描く—— 122
52 ポスト・イットを使って資料を構成する—— 124
53 構成を最終チェックする—— 130

Ⅶ 資料を仕上げる、発表する

54 空白を生かした構図—— 134
55 整列させたレイアウト—— 136
56 資料としての統一性を感じさせる—— 138
57 スライド全体の表現をチェックする—— 140
58 資料を見て話すのではなく、相手に語りかける—— 142
59 スライドを切り替えるときに間を入れる—— 144
60 あがり対策をとる２つのタイミング—— 146

コラム

PowerPointで行間を調整する方法——22
発表の途中でスクリーンに静寂をもたらす——27
「ひと目見てわかる」ためには「メッセージを視覚化する」——40
グレースケールを使った文字の読みやすさの違い——44
TED—事例に学ぶ——62
表を色分けして見せる—heatmap——80
文字の下地を半透明にする方法——87
アニメーションと画面切り替え効果——105
チャートのテンプレート——116
説明の冒頭は与える印象を大切に——131
エレベータピッチ—構成をチェックする——132
レーザーポインタや指示棒は必要なときだけ手にする——147

発表用スライドの変遷と本書の位置づけ

パソコンの代表的なプレゼンテーションソフトである PowerPoint が 1987 年、Aldus Persuasion が翌 1988 年に米国でリリースされる。

Ⅰ 導入期

米国に出張した医師がプレゼンテーションソフトで作成された 35 ミリフィルムによる発表を目にして国内に導入した。併行してほぼ同時期に外資系企業の日本法人がプロジェクタを使った発表にプレゼンテーションソフトで作成された資料を使用していた。プレゼンテーションという言葉は、まだ新規ビジネスや商品開発、広告などに携わる一部の人たちだけによって使われるものであった。

Ⅱ 普及期

90 年代後半になると職場や家庭にパソコンが急速に普及し、それにともなってプレゼンテーションソフトも広まっていった。当初はワープロや Excel とは一線を画すプレゼンテーションソフトで資料を作るだけで関心をひいた。プレゼンテーションという言葉は一般化し、商談や打合せ、報告といった広く説明の場で行うことという使い方が広まっていった。

その後、ソフトのバージョンアップにしたがい機能も増え、カラープリンタやプロジェクタの普及にしたがい、カラーの資料も珍しくなくなっていった。その一方で、けばけばしい色づかいや「またあれか」と思わせる使い古されたイラスト、意味のないアニメーションをしばしば目にするようになり、どのような資料を作ったらよいのか答をさがす模索と混乱が続いた。

Ⅲ 革新期

混乱にピリオドを打ったのはアップルのスティーブ・ジョブズによるプレゼンテーションだった。それまで目にしたことのない洗練されたデザインと自信にあふれる姿は大きなインパクトを与え、さまざまな分野で真似しようという人が現れた。一般の人にもデザインの重要性が、改めて認識された。

当初はプレゼンテーションにおける新しいスタイルとして注目と関心を集めたが、真似して説明してみると必ずしも期待したような成果が得られない。あらためて考えてみると、スティーブ・ジョブズが行うプレゼンテーションは、構想や新ビジネス、新商品を説明する場で、革新的な内容、説明スタイル、受け入れる聴衆が揃って成り立つものだということに気づき、スタイルだけまねてみてもうまくいかないということがはっきりしていった。

現在

デザインの重要性を踏まえながら、演出過剰にならないで伝えるべき内容をきちんと伝えるためにはどうすべきかが課題となっている。本書は、医療分野におけるその答を提示しようとするものである。

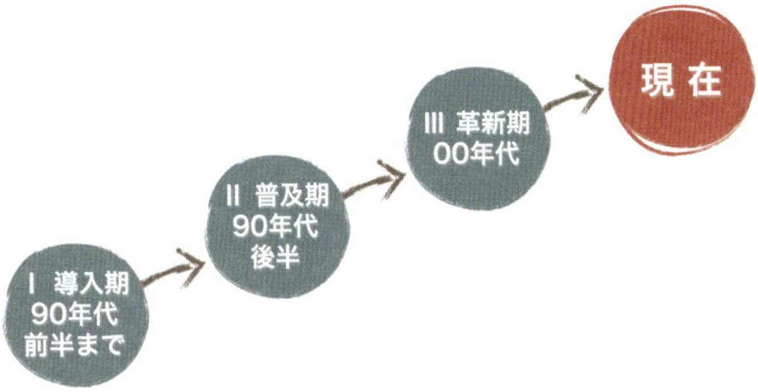

＊エポックメイキングな内容や年代は、さまざまな解釈が成り立つ。ここでは本書の位置づけの理解のために大まかな傾向を示した。

本書の内容でこう変わる

ケース 1　チャートの表現を洗練する

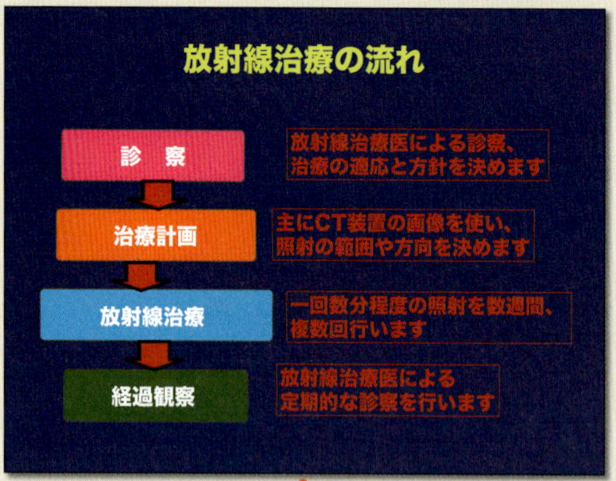
放射線治療の流れ
診　察
放射線治療医による診察、
治療の適応と方針を決めます
治療計画
主にCT装置の画像を使い、
照射の範囲や方向を決めます
放射線治療
一回数分程度の照射を数週間、
複数回行います
経過観察
放射線治療医による
定期的な診察を行います

改善前

色づかいがけばけばしく、各要素の配置が揃っていない

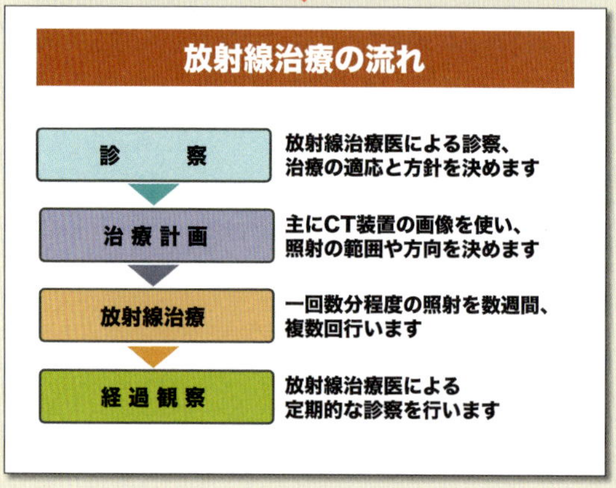
放射線治療の流れ
診　察
放射線治療医による診察、
治療の適応と方針を決めます
治 療 計 画
主にCT装置の画像を使い、
照射の範囲や方向を決めます
放射線治療
一回数分程度の照射を数週間、
複数回行います
経 過 観 察
放射線治療医による
定期的な診察を行います

改善例

色づかいを工夫し、矢印を目立たないものにして、各要素の配置を整える

ケース 2　文字を中心としたスライドをビジュアル化する

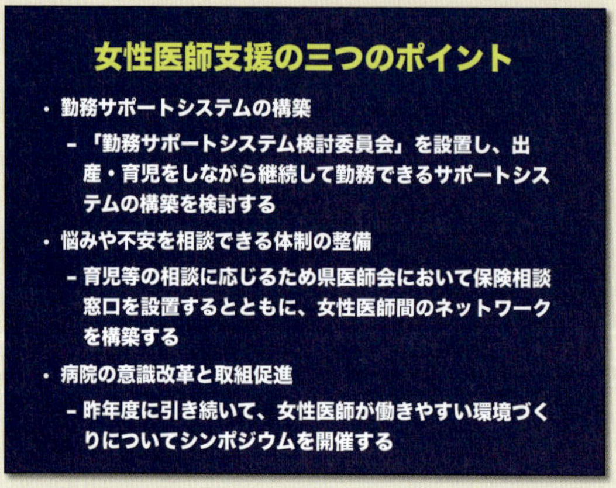
女性医師支援の三つのポイント
・勤務サポートシステムの構築
－「勤務サポートシステム検討委員会」を設置し、出産・育児をしながら継続して勤務できるサポートシステムの構築を検討する
・悩みや不安を相談できる体制の整備
－育児等の相談に応じるため県医師会において保険相談窓口を設置するとともに、女性医師間のネットワークを構築する
・病院の意識改革と取組促進
－昨年度に引き続いて、女性医師が働きやすい環境づくりについてシンポジウムを開催する

改善前

文字の大きさや色にメリハリがないため、目で字を追わないと理解できない

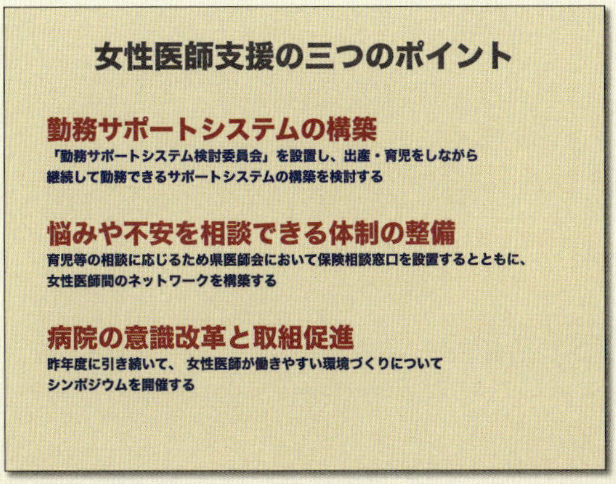

改善例①

文字の大きさに変化をつけ、色を使ってメリハリをつける

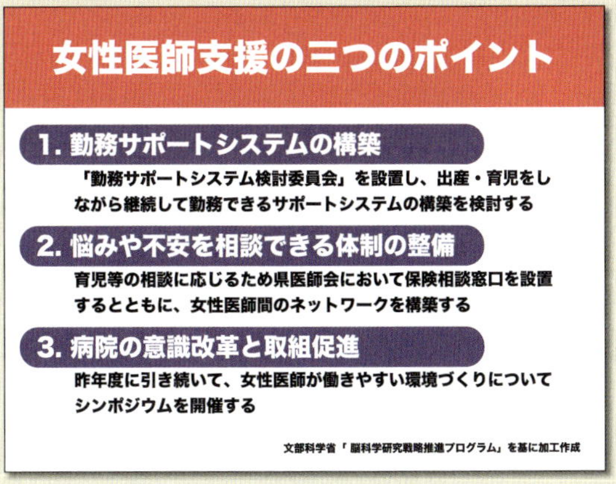

改善例②

タイトルと項目の見出しに色や囲みを使ってメリハリをつける

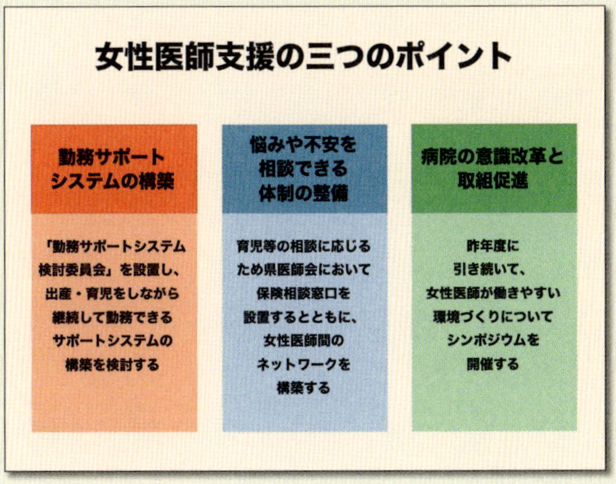

改善例③

チャートを使って、ビジュアル効果を出す

本書の構成と主な内容

フォーマットと構成

Ⅰ 資料作成の基礎

- シーンから考える文字サイズ
- 書体と文字の大きさ
- 行間隔と視覚的なまとまり　など

Ⅱ 資料作成の応用

- スライドとメッセージ
- タイトルの工夫
- 目次で予告
- 紐付けスライド
- 箇条書きをビジュアル化　　など

ひと目見てわかるビジュアル表現

Ⅲ 効果的な色の使い方

- 背景の色
- 色の数は増やさない
- 既存デザインを手本に
- 世代別の配色サンプル

など

Ⅳ 表とグラフ

- 表は罫線を減らす
- グラフの見た目とメッセージ
- グラフの種類や表現の工夫
- 凡例と注釈をつける

など

Ⅴ 写真とチャート

- 引き出し線と使い方
- 写真の色を使う
- チャートの活用と種類
- チャートを生かすテクニック

など

学会以外の発表：構成を練る

Ⅵ

- 論文と発表用資料の違い
- 説明の設計図を描く
- 説明の流れと理解の階段　など

資料を仕上げる、発表する

Ⅶ 仕上げる

- 空白を生かした構図
- 統一性を感じさせる
- スライドの表現をチェックする
- 構成をチェックする　など

Ⅷ 発表する

- 相手に語りかける
- スライド切り替えの間
- あがり症対策　など

＊こうした構成図（説明の設計図）の活用と作る過程については第６章で取り上げている。

I

資料作成の基礎

—まずはここを押さえよう

01 発表の不安を自信に変えるために

POINT!

- 発表の不安は多くの人が抱える共通の悩み
- 資料のスライド作りを通して、伝えるべきことを明確にすることで発表に自信を持つことができる

発表に自信が持てないという人は多い。こうした悩みは資料づくりを通して改善できる。

自信に変えるためには不安になる仕組みに対処する

発表の不安は場数を踏めば取り除くことができるという考え方もあるが、必ずしも正しくない。発表の場では有名人の講演のようにウケる必要はなく、理解すべきことがきちんと伝わればよいからだ。経験を積むことも大切ではあるが、まんぜんと数をこなしていても良い発表は生まれず、自信は出てこない。不安を自信に変えるためには不安になる仕組みへの対処が必要だ。

発表が不安になる仕組みのメカニズムは ① 言いたいことが整理されていない ② とりあえずスライドを作る ③ 発表が不安になる ① 言いたいことが整理されていない（以下続く）という悪循環だ。

自信を持つためには、この仕組みを ① メッセージを明確にする ②（メッセージが）伝わるスライドを作る ③ 発表に自信が持てる、という好循環に変えていく必要がある。そのためにはまず ② のスライド作りを見直すことが効果的だ。

スライドの表現を考えることでメッセージを明確にする

スライド作りが発表の自信につながる理由はこうだ。準備の初めに言いたいことをはっきりさせようとしても、なかなかうまくいかない。それができるなら、最初からやっているはずだ。そこで結果がわかりやすいスライドをどう表現したらよいのかという作業から始めることで、何を伝えようとしているのかしっかりと考え、メッセージをはっきりさせることができる。伝わるスライドを作ることはメッセージを明確にすることでもあるのだ。

① メッセージを明確にする ② 伝わるスライドを作るという二つの段階を、スライド作りからスタートし、繰り返すことによって、確信が持てる資料と説明の組み立てができ、発表の自信につながっていく。

さっそく次項からスライド作りの実践的な取り組みについて見ていこう。

発表が不安になる悪循環のメカニズム

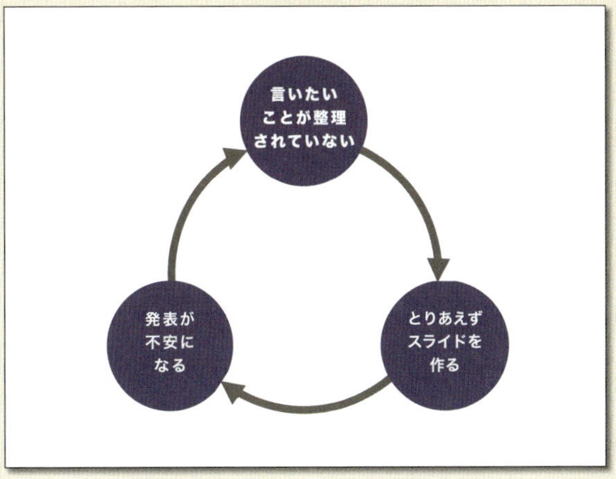

スライド作りを通し、発表に自信が持てる好循環を作る

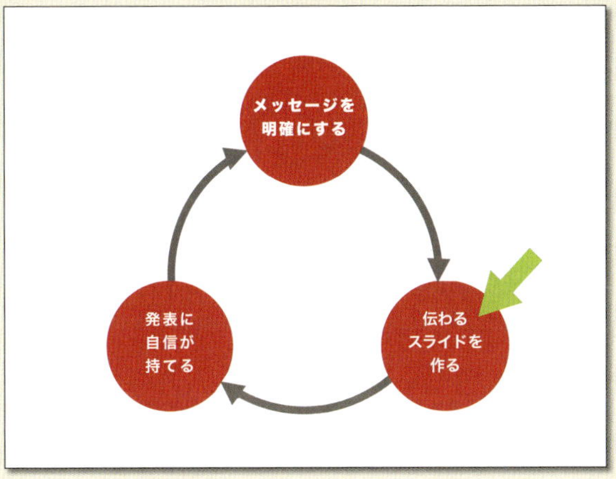

スライド作りをしながら、伝えるメッセージが明確になっていく

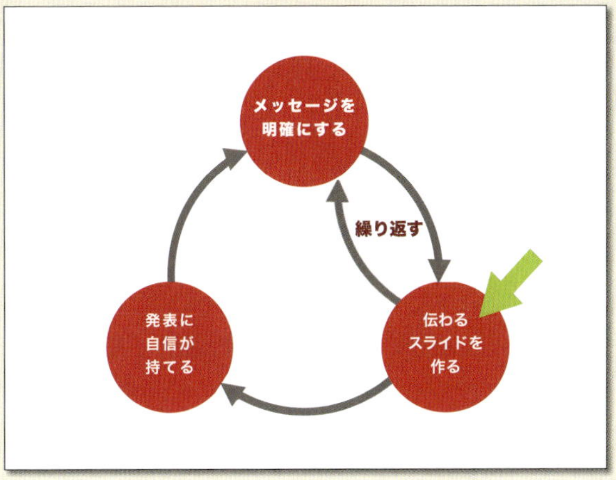

02 スライドが映し出されるシーンから文字サイズを考える

POINT!

- 参加者全員が楽に読むことができる表現にする
- 事前に確認できれば確認する。確認が難しければ、24ポイント以上、できれば32ポイント以上の文字を使う
- 限られたスペースと限られた文字数で考える

「小さいな文字がぎっしりと詰まって、読みにくいスライドだな」そうした印象を与えないために、まずスライドに使う文字のサイズから確認していこう。

目を凝らさずに判読できる文字の大きさを

発表で使うスライドは、スクリーンから最も遠い参加者も含め、全員が「楽に読むことができる」ことが必要だ。「楽に読むことができる」というのは、目を凝らせば判読できるということではない。目を凝らさないと読むことができないようなスライドに、相手が集中するのは最初の数分間だけ。その数分間が過ぎれば関心を失なってしまう。

こう考えると、**メッセージを伝えるために使う文字は、スクリーンから最も遠い参加者から「楽に読むことができる」サイズ以上の大きさにしなければならない**ことがわかる。このサイズのことを、ここではスライドの「基本文字サイズ」と呼ぶ。

事前に確認できない場合には大きめの文字にしておく

基本文字サイズは会場の大きさや明るさ、参加人数、スクリーンの大きさ、プロジェクタの性能など、条件によって異なる。事前に確認が可能ならば、会場でいくつかの文字サイズで作ったスライドをスクリーンに投影しておき、一番後ろの席に座ってスクリーンを見て、どこまでの大きさの文字であれば楽に読めるか確認して決める。

事前に確認が難しいならば、**基本文字サイズは、少なくとも24ポイント以上、できれば32ポイント以上にしておこう。**ふだん使うワープロの文字の大きさに慣れていると、こうした文字サイズは大きすぎると感じるかもしれない。しかし発表では、文字が大きいことによるデメリットは、文字が小さいことによるダメージほど大きくはないので、見やすさを優先し、大きめの文字を使っておいたほうがよい。

またグラフの目盛といった伝えるべきメッセージに直結しない部分については基本文字サイズよりも少し小さな文字を使ってもよいが、その場合も相手がまったく判読できないほど小さい文字を使うことは避ける。

可能であれば、こうしたスライドで事前に会場で確認する

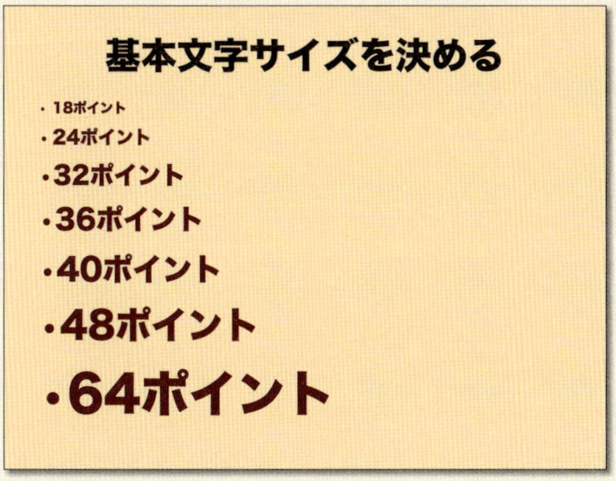

◀スクリーンから最も遠い参加者が「楽に見ることができる」文字のうち最も小さいサイズを「基本文字サイズ」とする

一枚のスライドに一定以上の大きさの文字サイズで表現する

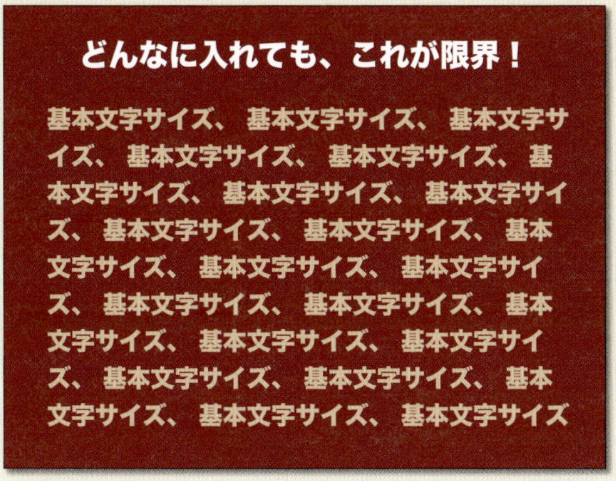

◀「基本文字サイズ」で表現できる文字数は限られている。その条件の下でどう表現したら伝わるか工夫する

限られたスペースの中での表現を考える

基本文字サイズを前提にし、スライドで使うすべての文字を一定のサイズ以上にすれば、おのずから一枚のスライドに入る文字数は限られる。つまり発表用資料を作るときは、限られたスペースのなかに限られた文字数で、どう伝えるかを考える必要があるのだ。

そのために、次項以降で取り上げる、ひと目見てわかるシンプルに表現することに取り組もう。

03 まず文字を使った表現を見直そう

POINT!

- 文字をびっしり詰め込まない
- 要点だけを伝える表現で関心を向けさせる
- 「読んでわかる」表現でなく「見てわかる」表現にする

見てわかる表現というと写真やイラスト、グラフといったビジュアル表現が思い浮かぶが、文字だけを使ったスライドでも、工夫次第で、見てわかる表現にすることができる。

文字を読み上げるだけでは退屈な説明になってしまう

人は、情報量が多すぎると理解しようとする意欲を失う。そのため、あれもこれもと盛り込んだスライドを見た相手は説明から気持ちが離れてしまう。相手の関心を説明にひきつけるためには、スライドで使う表現をシンプルにすることが必要だ。

シンプルな表現を使ってスライドを改良した事例を見てみよう。

右のページの上のスライドを使って説明すれば、書かれている文字をただ読み上げるだけの説明となり、相手に「読めばわかる」「別に説明されなくてもいい」と思わせてしまう。その理由は、人が文字を目で追うスピードが文字を読み上げるスピードより早いため、**書かれた内容をただ読み上げるだけの説明は、相手にとっていま目で見て理解したばかりの内容を、そのすぐあとに発表者から耳で聴かされるので、くどいと感じてしまうからだ。**

同じ内容を伝えるにしても、真ん中のスライドのようにシンプルな表現を採用すれば、話を聞きながら、ポイントを目で確認できるので理解しやすい。

キーワードや箇条書き中心にする

表現をシンプルにするには、ふだん作り慣れている手元で読む資料の表現でなく、キーワードや箇条書き中心の表現にする。読んでもらう表現でなく、見てわかる表現を心がけ、たとえば

「現在、発生している問題の原因は点検ミスによるものが 80% を占めている」という表現は、

「問題の 80% が点検ミスから」

にする。

発表用資料は「見てわかる」表現にする

医師確保対策アクションプラン

●将来の医師を育てる

・高校生が医学部を志望することを目的として奨学金制度を創設するとともに、医学部進学セミナーや進路説明会等を積極的に開催する

●奨学金制度や臨床研修病院を知ってもらう

・医学生を対象とした臨床研修病院合同説明会、医学生を対象とした合同面接会などを開催する

●臨床研修を終了した方に引き続き残ってもらう

・認定医や専門医とリンクした後期研修受入態勢等を整備する

●地域に住んでもらう

・女性医師の育児と仕事を両立できる環境の整備に取り組む

✕

◀表示された説明をただ読み上げるだけになり、相手の関心をひくことができない

↓

医師確保対策アクションプラン

●将来の医師の育成

・奨学金制度の創設

・医学部進学セミナー、進路説明会等の積極的開催

●医学生への奨学金制度や臨床研修病院の認知

・臨床研修病院合同説明会、合同面接会の開催

●臨床研修終了後の継続勤務

・認定医・専門医とリンクした後期研修受入態勢等の整備

●地域への居住

・女性医師の育児と仕事を両立できる環境整備

○

◀キーワードや箇条書き中心にすれば、相手の関心は説明に向く

さらにビジュアル度合いをアップした表現

医師確保対策アクションプラン

1. 将来の医師の育成	□ 奨学金制度の創設 □ 医学部進学セミナー、進路説明会等の積極的開催
2. 医学生への奨学金制度や臨床研修病院の認知	□ 臨床研修病院合同説明会、合同面接会の開催
3. 臨床研修終了後の継続勤務	□ 認定医・専門医とリンクした後期研修受入態勢等の整備
4. 地域への居住	□ 女性医師の育児と仕事を両立できる環境整備

◀表の枠組みを利用する

04 書体は見た目の印象を左右する

POINT!

- 書体は特徴と印象を生かして使い分ける
- ゴシック体は「視認性の高い」書体、明朝体は「可読性の高い」書体
- 発表用資料には原則としてゴシック体を使う

手元で読むような文書では「見出しや重要な部分、注意する箇所をゴシック体、読ませるための長い文章には明朝体を使う」のが一般的だ。発表用資料の場合は、どうしたらよいだろうか。

発表資料は、まずゴシック体を考える

書体は、それぞれ特徴を持っている。**ゴシック体は「視認性」が高く（目につきやすい）、明朝体は「可読性」が高い（読みやすい）**。こうした特徴から手元で読む文書を作るときは重要な部分はゴシック体を使って目立たせ、それ以外の部分は明朝体と使い分けている。発表用資料の場合は、説明のポイントに絞って表現するので、原則として、すべてゴシック体を採用する。

ゴシック体以外は使う場面が限られる

ゴシック体以外はまったく使えないかというとそんなことはない。発表用資料の文字に必要なのは視認性が高いことであるから、ゴシック体以外の書体でも視認性が高ければ使うことができる。

明朝体であればWindowsの標準的な書体「MS明朝」「MS P明朝」は細い線で構成され、読みやすいが視認性が低いためスライドには向かないが、もっと太い線で構成されているもの、たとえば「HG P明朝E」であれば視認性は高く、発表資料の書体の選択肢となる。

ただし書体の与える印象も配慮しておく必要がある。ゴシック体は「力強さ」「安定感」という印象を与え、こうした点から学会や仕事で行われる発表では幅広く活用できる。

一方、明朝体は「繊細」「柔らかい」「和風」といった印象を与える。和食の飲食店がメニューに明朝体を使っているのは、書体の印象が店の雰囲気にあっているからだ。発表資料の場合も**発表の内容が明朝体の印象に合っている場合に限り、明朝体を使うことで効果をあげることができる。**

また丸ゴシック体は「躍動感」「遊び心」「にぎやか」といった印象を持ち、子ども向けの資料や楽しいイベントといった内容にはふさわしい。しかし、それ以外の説明に使うと軽薄でふまじめな印象を与えてしまう。

資料には原則としてゴシック体を使う

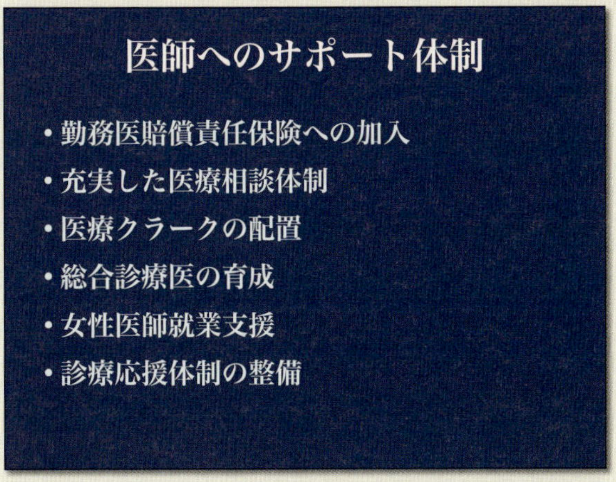
医師へのサポート体制
・勤務医賠償責任保険への加入
・充実した医療相談体制
・医療クラークの配置
・総合診療医の育成
・女性医師就業支援
・診療応援体制の整備

×

◀明朝体（MS P明朝体）では読みにくいし、どこか頼りなさそうな印象になる

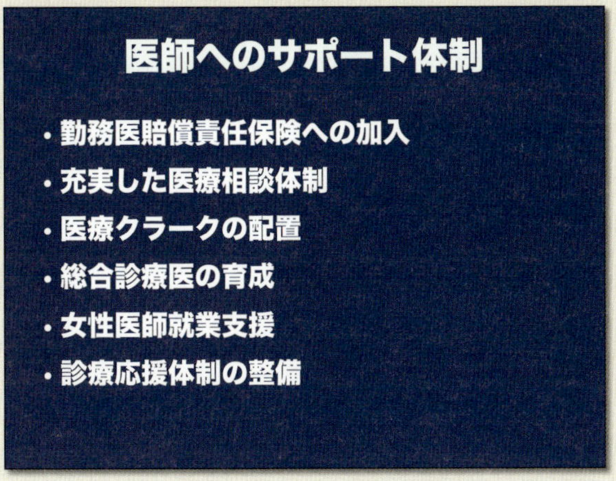
医師へのサポート体制
・勤務医賠償責任保険への加入
・充実した医療相談体制
・医療クラークの配置
・総合診療医の育成
・女性医師就業支援
・診療応援体制の整備

○

◀ゴシック体にすれば、わかりやすく、しっかりした印象になる

書体の持つ特徴とイメージ

●ゴシック体

視認性
力強さ
安定感

●明朝体

可読性
繊細さ
柔らかい

書体の線の太さを選ぶ

同じ書体でも、書体を構成する線の細いものと太いものがあることを述べた。そのときに「HG P 明朝 E」を取り上げたが、ゴシック体にも「HG P ゴシック E」という「MS P ゴシック」より太いものがある。一般的に線が細いほど繊細なイメージになり、太いほど力強さが強調される。こうしたイメージを考慮しながら、**背景の色やデザインによっては太い書体を使うことを考えよう。**ただし太い書体は、「太字（B）」指定をしたものと異なることは注意しておく必要がある。たとえば「MS P ゴシック」に「太字（B）」指定したものと「HG P ゴシック E」は別物だ。

「太字（B）」指定は元の書体の線をただ太くしたものであるのに対して、太い書体はあらかじめ太い線を使ってバランス良く見えるようにデザインされている。使うならば、太い書体を使うようにしよう。

プロポーショナルフォントを使う

さて、「MS P ゴシック」のように和文書体には P が付いているものと付いていないものがある。この **P は文字ごとに文字幅が異なるプロポーショナルフォントを示し、印刷物で使われているものに近い。**P のついてないものは等幅フォントと呼ばれ、かつてコンピュータの技術的制約から考えられたものなので、資料にはプロポーショナルフォントのほうを使うようにする。

Windows で使うことのできるおすすめの和文書体

MS P ゴシック　　MS P 明朝

＊基本のゴシック体。MS は Microsoft の略。P はプロポーショナルフォント（文字ごとに文字幅を変えて、読みやすくしたフォント）を表す。

HGP ゴシック E　　HGP 明朝 E

＊ MS P ゴシック/MS P 明朝より太い書体。力強い印象を与えるので、発表のスライドに向いている。通常は、Microsoft の Office 製品をインストールすると、同時にインストールされる。リコーが販売しており、HG は同社の製品につけられる High Grade の略。E は線の太さを表す Extra Bold の頭文字。

等幅フォント（上）とプロポーショナルフォント（下）

てんかんセンターの取り組み ▶ てんかんセンターの取り組み

てんかんセンターの取り組み ▶ てんかんセンターの取り組み

背景の色やデザインに合わせて書体の太さを選ぶ

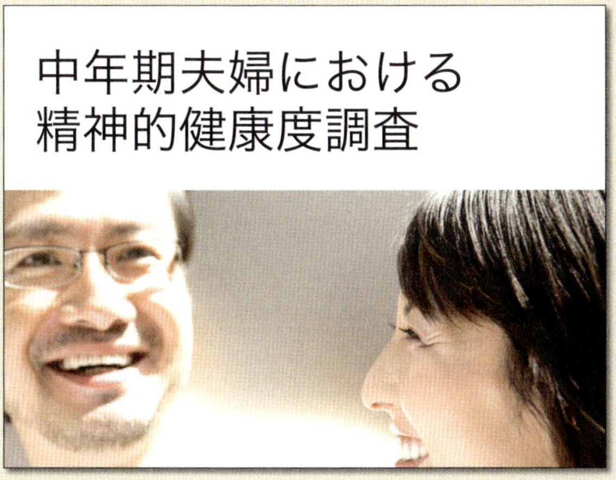

✕

◀ 線が細いため、印象が弱い

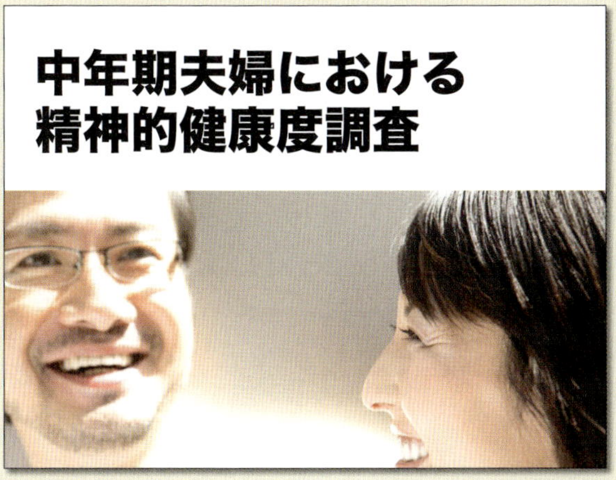

○

◀ 線の太いゴシック体を使えば文字が目につきやすい

©paylessimages-Fotolia

「太字（B）」指定でなく、最初から太い線でデザインされた書体を使う

文字のウェイト　◀ MS Pゴシック

✕　**文字のウェイト**　◀ MS Pゴシックの太字指定

○　**文字のウェイト**　◀ HG PゴシックE

05 欧文書体を使う場合の注意

POINT!

- 欧文書体は種類が多いが、発表に向いているものは限られる
- 欧文書体も、和文書体同様に、その特徴と印象を生かして使い分ける
- 発表用資料には原則としてサンセリフを使う

パソコンで使うことのできる欧文の書体の種類は、和文書体に比べ格段に多い。しかしながらその大半は発表資料で使うと装飾的過ぎるので印象と効果を考えて、使う書体を選ぶようにしよう。

欧文書体はセリフとサンセリフに分けられる

欧文書体には多種多様なデザインのものが存在するが、それらは大きく二つに分けられる。文字の端にうろこ（ひげ、飾り）があるものとないものだ。うろこのあるものはセリフ、ないものはサンセリフという名前がついている。セリフは「うろこ」、「サン」はないという意味だ。

欧文の書体も和文書体も、一般的にデザインがとがっている部分が多いほど堅い印象になり、その反対に丸みが多いほど柔らかい印象になる。また太い細いの違いを見れば、細いほど繊細な印象に、太いほど力強い印象になる。そのため、うろこのあるセリフは明朝体に、うろこのないサンセリフはゴシック体に似た印象を与える。

ただし視認性（目につきやすさ）や可読性（読みやすさ）といった点に関してセリフとサンセリフの間には明朝体とゴシック体ほど大きな違いはない。

欧文書体と和文書体を組み合わせて使う時には注意

日本語も欧文も散漫な印象を避けるために、一度にたくさんの書体を使わないことだ。

また日本語と欧文をひとつの文章で同時に使うときには印象を統一しておこう。日本語がゴシック体を使っているのであれば、欧文はうろこのないサンセリフを使い、明朝体を使っているのであればうろこがあるセリフを使うようにする。発表資料ではゴシック体とサンセリフという組み合わせを原則にすればよい。

Windowsで使うことのできるおすすめの欧文書体

●サンセリフ（「うろこ」がない書体）

- **Arial Black**
- Arial
- Verdana
- Corbel
- Calibri
- **Franklin Gothic Medium**
- Helvetica

●セリフ（「うろこ」がある書体）

- Garamond
- Times New Roman
- Georgia
- Courier

欧文書体と和文書体はイメージを統一して使う

× **External fertilization**（体外受精）

↓

○ **External fertilization（体外受精）**

◀ゴシック体にはサンセリフを組み合わせる

× External fertilization**（体外受精）**

↓

○ External fertilization（体外受精）

◀明朝体はセリフを組み合わせる

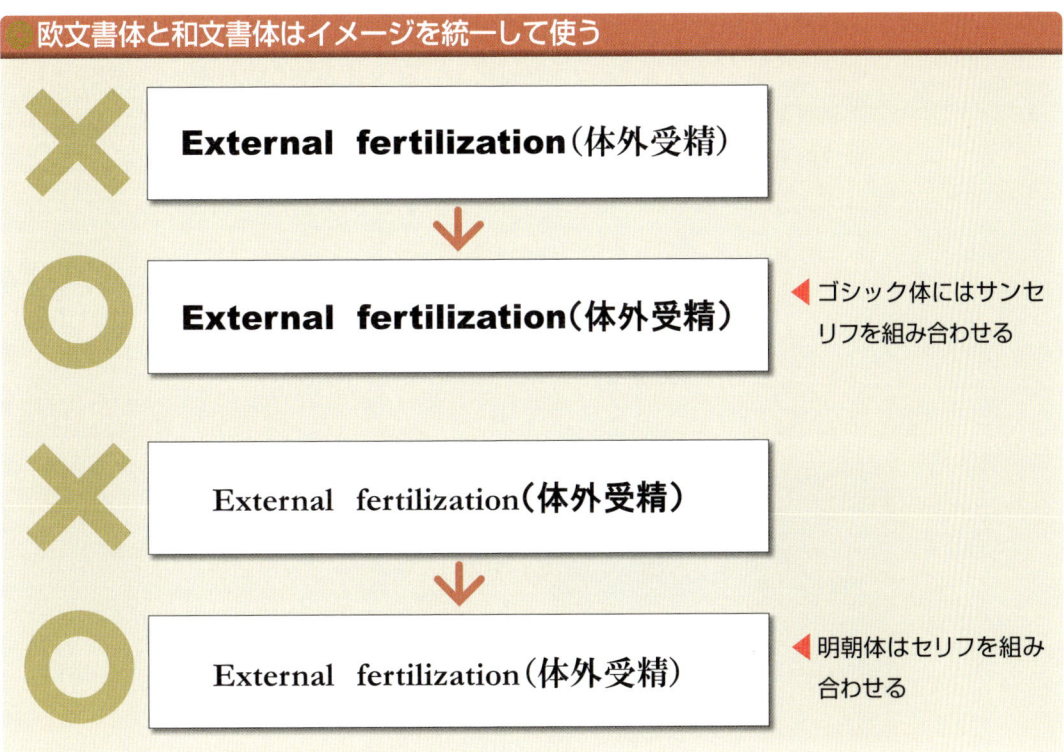

06 書体や文字の大きさを工夫して目をひく表紙にする

POINT!

- ひとつの文の中でふたつの書体を使い、効果を上げることができる
- 文字の大きさは思い切った強弱の違いをつける

ここまで取り上げてきた書体の特徴と文字の大きさを生かした表紙の表現を紹介しよう。

ゴシック体と明朝体を組み合わせて使う

下のスライドを見て欲しい。明朝体とゴシック体は、印象と特徴を生かして使い分けると説明したが、このように、あえてひとつの文の中でふたつの書体を一緒に使い、効果を上げる方法もある。

このとき、文字サイズがより大きいほう、線の太さがより太いほうが強調されるので、表紙のスライドのタイトルのうち、**メインの要素を大きな文字のゴシック体で、サブの要素をやや小さめの明朝体で表現する**ことで、インパクトを与える。使う書体の大きさや太さは、明確な違いをつけるのがポイントだ。

明朝体とゴシック体を組み合わせた表紙スライド

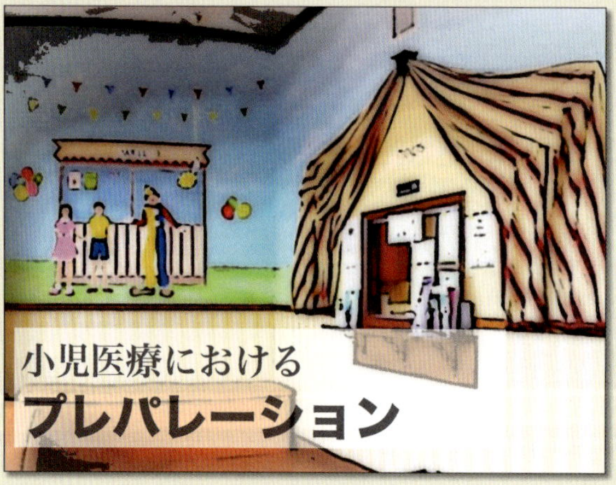

ふたつの書体を組み合わせ、インパクトを与える

photo by miamism Licensed under CC-BY 3.0 Unported

思い切ってメリハリをつける

表紙のタイトルを目立たせるためには、文字を大きくすればよい。しかし、あれも伝えよう、これも伝えたいと、あらゆる文字を大きくしてしまうと、スライドで使われているすべての文字が同じ比率で拡大されるだけで、どこが重要なのかわからなくなる。

伝えたいことを強調するには、**最初に目に入れて欲しいところを大胆に大きくし、それ以外の部分とは明確な差をつけ、メリハリをつけておく。**

文字の大きさを大きくメリハリをつける

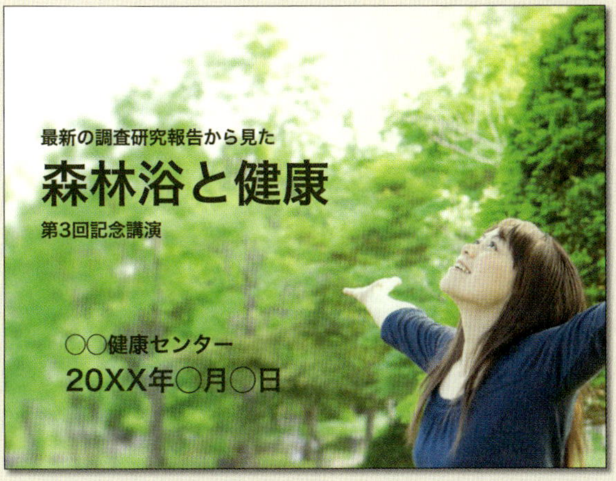

◀文字の大きさにメリハリがないため、インパクトに欠ける

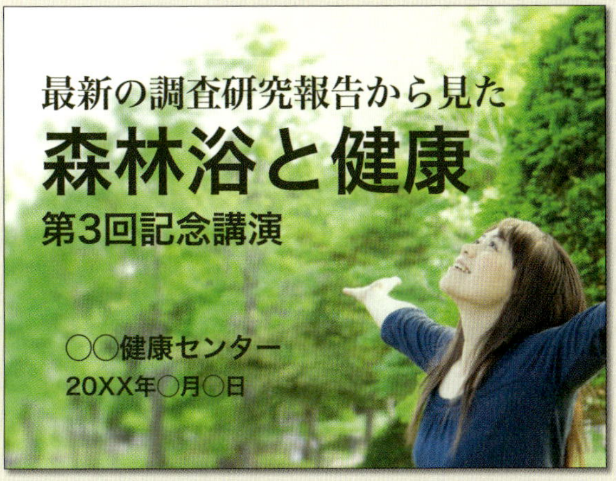

◀伝えたい部分を、思い切って大きくすれば、関心を引きつけられる

©stockfoto-Fotolia

07 上下左右の余白はしっかり取る

POINT!

- あらかじめ用意された領域をはみ出さないようにする
- すべてのスライドで上下左右の余白を統一する
- 適度に空白の多いスライドを混ぜることでわかりやすいものにできる

あれもこれも伝えたいという気持ちから情報を盛り込みすぎていたり、グラフや表をスライドの端ぎりぎりまで使っていたりすると、窮屈な印象になってしまう。すっきり見せるためには余白の使い方がポイントだ。

すべてのスライドで上下左右の余白を統一する

プレゼンテーションソフトで新しいスライドを作成すると、あらかじめ用意された白紙のスライドにタイトルを入力する領域と、タイトル以外の内容を入力する領域が表示される。この**領域は、単なる目安ではなく、デザイナーがバランスと見た目を考えてデザインしたものだ。**領域の境界線を守って作成すれば、きれいに見えるようになっている。

境界線の外、つまり上下左右の余白は一般的なワープロよりも広い。発表資料では説明の場でポイントを示しながら、その場で理解してもらうため、上下左右の余白が多く、ゆったりした印象を与えたほうが理解しやすいからだ。

この上下左右の余白は、すべてのスライドで統一されていないと、スライドを切り替えるたびにバラバラな印象を与えてしまう。資料を作るときにはあらかじめ表示される領域をはみ出さないように注意しよう。

適度に空白の多いスライドがあるほうが理解しやすい

統一しておくといっても、すべてのスライドで領域をめいっぱい使うわけではない。特に上下については、必ずしも下の端ぎりぎりまで使わないほうがよい。**すべてのスライドで領域いっぱいまで使っていると、たとえ領域の範囲に納めていたとしても、やはり窮屈な印象を与えてしまう。**

写真やグラフ、表は、たいていの場合、上下をめいっぱい使うことになるが、文字中心のスライドは、余裕をもって、上から三分の二程度までを使い、その下の三分の一は空白になっていたほうが理解しやすい。

上下左右に適度な余白を取って、すっきり見せる

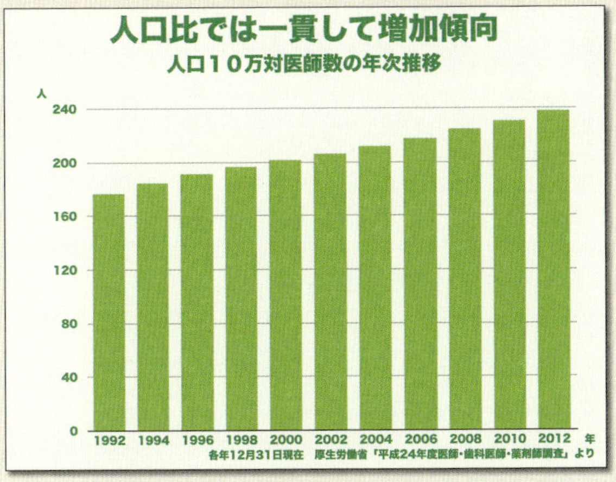

端ぎりぎりまで使うと窮屈な印象を与える

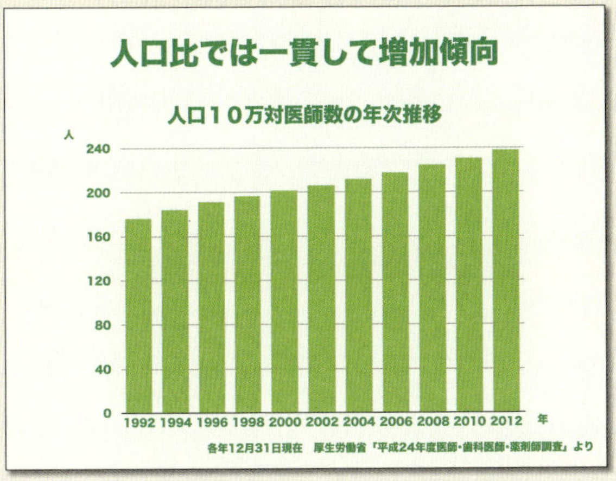

上下左右に適度な余白があると、余裕が感じられ、内容の理解に集中できる

すべてのスライドで領域を統一する

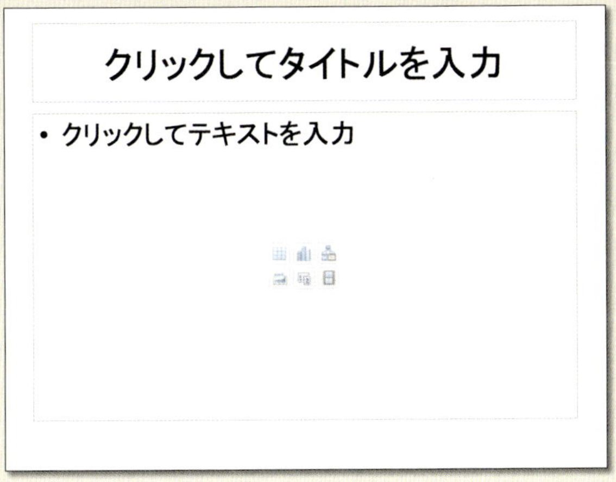

表示される領域は見た目とバランスを考えて作られている

08 行間隔で印象を変える

POINT!

- 行と行の間隔を適度に取る
- 行間は文字サイズの高さの50％から70％が読みやすい

行間が0％（行と行の間隔が狭すぎる）

高額療養費制度は、病気や事故などにより高額な医療 費がかかった場合でも、家計に対する医療費の負担が過大なものとならないよう、公的医療保険の自己負担額に一定の歯止めをかけるものである。

具体的には、所得に応じて設定される月ごとの自己負担の上限額(一般的な所得の者で約8万円)を超える部分を、保険者が高額療養費として支給する。

高額療養費の支給に当たっては、一回の受診や一人の窓口負担では自己負担の上限額を超えない場合でも、複数回の受診や同じ世帯の家族の窓口負担額を

行間が50％（行と行の間隔が適切）

高額療養費制度は、病気や事故などにより高額な医療費がかかった場合でも、家計に対する医療費の負担が過大なものとならないよう、公的医療保険の自己負担額に一定の歯止めをかけるものである。

具体的には、所得に応じて設定される月ごとの自己負担の上限額(一般的な所得の者で約8万円)を超える部分を、保険者が高額療養費として支給する。

高額療養費の支給に当たっては、一回の受診や一人の窓口負担では自己負担の上限額を超えない場合でも、複数回の受診や同じ世帯の家族の窓口負担額を

行間が100％（行と行の間隔が開きすぎている）

高額療養費制度は、病気や事故などにより高額な医療費がかかった場合でも、家計に対する医療費の負担が過大なものとならないよう、公的医療保険の自己負担額に一定の歯止めをかけるものである。

具体的には、所得に応じて設定される月ごとの自己負担の上限額(一般的な所得の者で約8万円)を超える部分を、保険者が高額療養費として支給する。

高額療養費の支給に当たっては、一回の受診や一人の窓口負担では自己負担の上限額を超えない場合でも、複数回の受診や同じ世帯の家族の窓口負担額を

上下左右の余白を整えたら、次は文字の行と行の間にある空白に注意しよう。

適切な行間隔ですっきり読みやすくする

行間、すなわち行と行の間隔が狭すぎると窮屈な印象になり、内容を判読しにくくなる。**スライドを見たときに、抵抗なく内容の理解に入ってもらうためには、行間に配慮し、ゆったりとした印象を与えておく。**

発表用資料の行間は文字サイズの高さの 50% から 70% が望ましい（操作についてはコラム「PowerPoint で行間を調整する方法」〈p.22〉参照）。

適切な行間を取ったスライドですっきり見せる

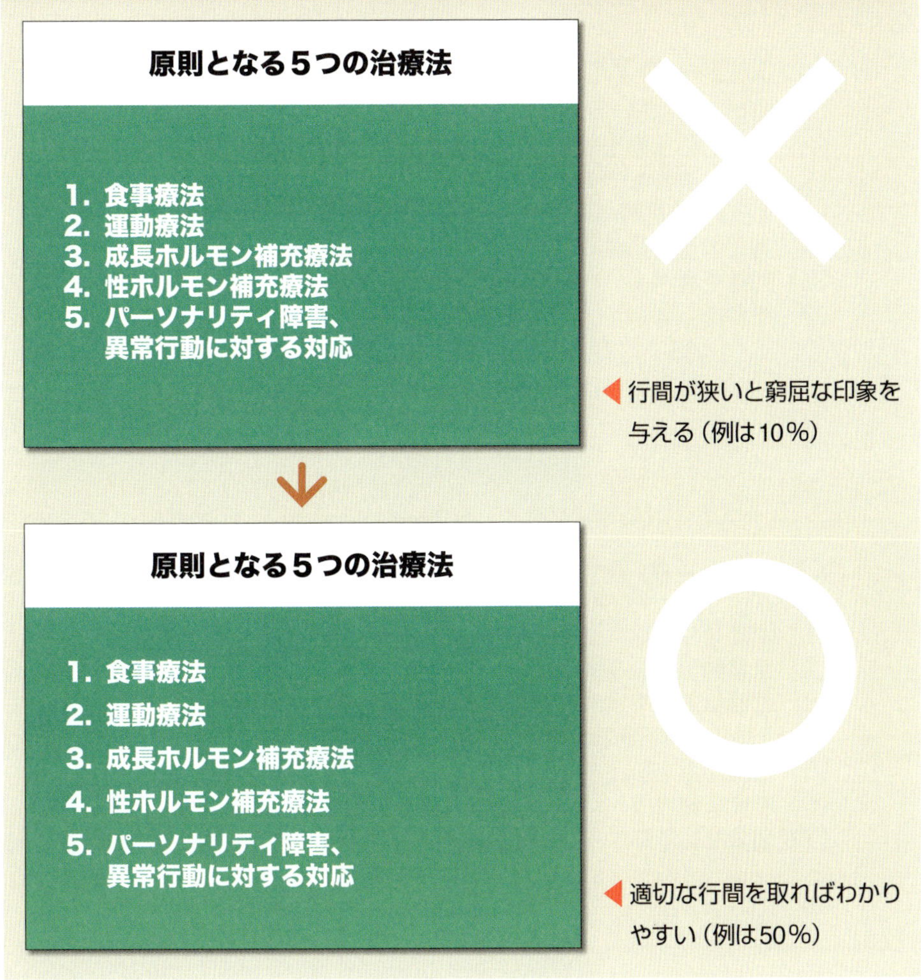
原則となる５つの治療法
1. 食事療法
2. 運動療法
3. 成長ホルモン補充療法
4. 性ホルモン補充療法
5. パーソナリティ障害、
異常行動に対する対応
原則となる５つの治療法
1. 食事療法
2. 運動療法
3. 成長ホルモン補充療法
4. 性ホルモン補充療法
5. パーソナリティ障害、
異常行動に対する対応

行間が狭いと窮屈な印象を与える（例は10％）

適切な行間を取ればわかりやすい（例は50％）

09 視覚的なグループを作る

POINT!

- 内容のまとまりと見た目のまとまりを一致させる
- 関係が近いものはまとめ、関係が遠いものは離す

メールの文章では、何行かおきに意味のまとまりごとに空白行があるとわかりやすい。空白行によって意味のまとまりが視覚的に表現されるからだ。

見出しとそれ以外の要素を離す

ブレスローの7つの健康習慣
(1) 喫煙をしない
(2) 定期的に運動をする
(3) 飲酒は適量を守るか、しない
(4) 1日7−8時間の睡眠を
(5) 適正体重を維持する
(6) 朝食を食べる
(7) 間食をしない

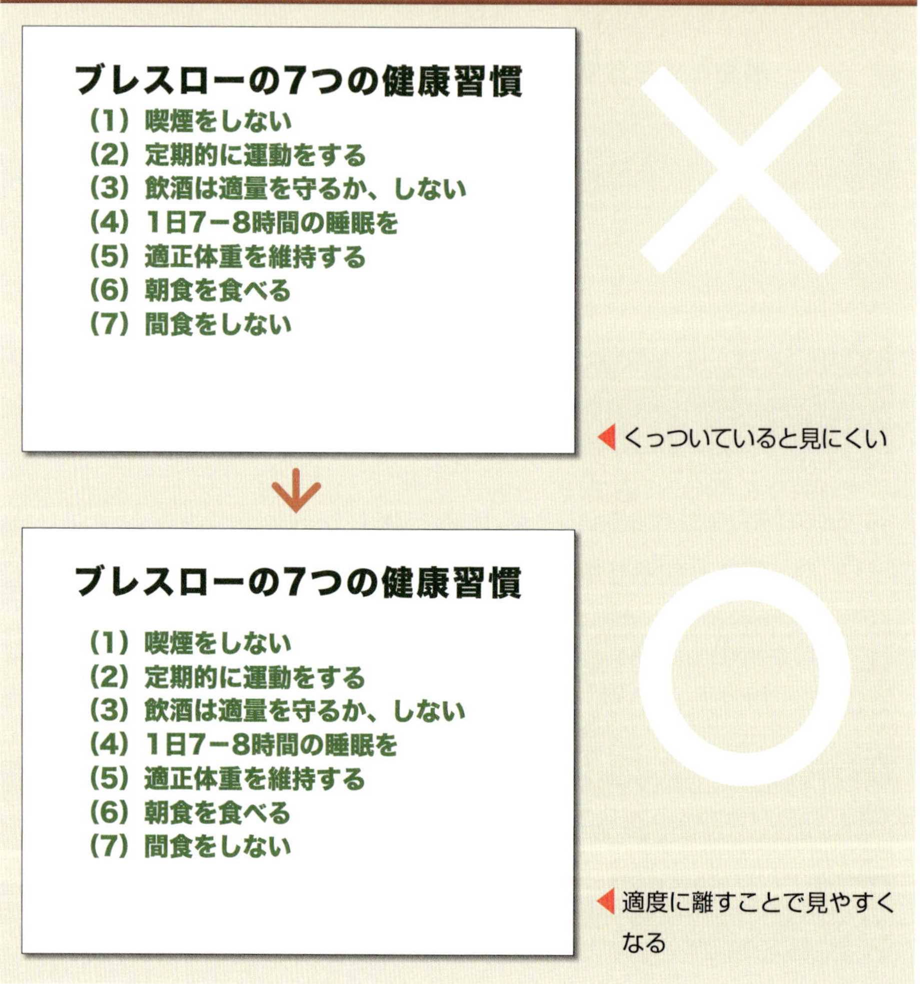

くっついていると見にくい

ブレスローの7つの健康習慣

(1) 喫煙をしない
(2) 定期的に運動をする
(3) 飲酒は適量を守るか、しない
(4) 1日7−8時間の睡眠を
(5) 適正体重を維持する
(6) 朝食を食べる
(7) 間食をしない

適度に離すことで見やすくなる

内容と見た目を一致させる

スライドもメールと同じように空白を生かすことでわかりやすくなる。見出しとそれ以外の要素の間には空白を入れ、適度に離しておこう。離すことによって、見出しを目にしたあとに、一瞬の間を置いて、各項目へと視線を誘導させることができる。

見出しとそれ以外の空白は、すでに説明した新しくスライドを作ったときに表示される領域を守ることで簡単にできる。

見出し以外の要素の中の空白も大切だ。**内容からみて複数のまとまりに分けられる場合には、そのまとまりごとに、より多くの空白を取っておく。**そうすれば意味のまとまりを伝え、視覚的なリズムが生まれる。

意味のまとまりを、視覚的に表現する

糖尿病発症予防のための健康づくり
- 住民
 - 糖尿病に関する知識の普及と適切な生活習慣の維持
 - 健診等による早期発見と必要な治療の継続
- 行政、教育機関
 - 健診等の実施と適切な保健指導
 - 健康づくりに取り組むことを可能とする環境整備
- 医療機関
 - 発症予防のための保健指導
 - 発症初期の段階で、初期教育と治療を担う医療機関での受診の推進

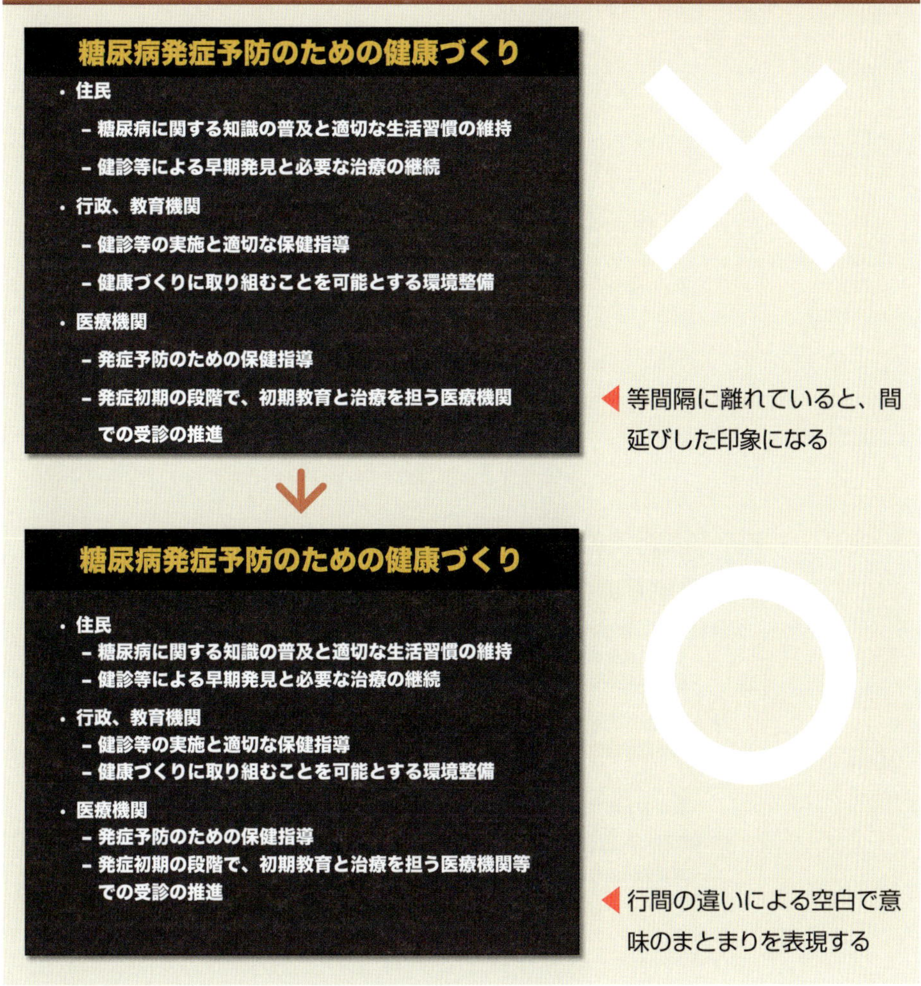

等間隔に離れていると、間延びした印象になる

糖尿病発症予防のための健康づくり
- 住民
 - 糖尿病に関する知識の普及と適切な生活習慣の維持
 - 健診等による早期発見と必要な治療の継続
- 行政、教育機関
 - 健診等の実施と適切な保健指導
 - 健康づくりに取り組むことを可能とする環境整備
- 医療機関
 - 発症予防のための保健指導
 - 発症初期の段階で、初期教育と治療を担う医療機関等での受診の推進

行間の違いによる空白で意味のまとまりを表現する

PowerPointで行間を調整する方法

■行間はフォントサイズの50％から70％が見やすく、読みやすい

❶文字列を選択する

❷［ホーム］タブをクリックする

❸［行間］ボタンをクリックする

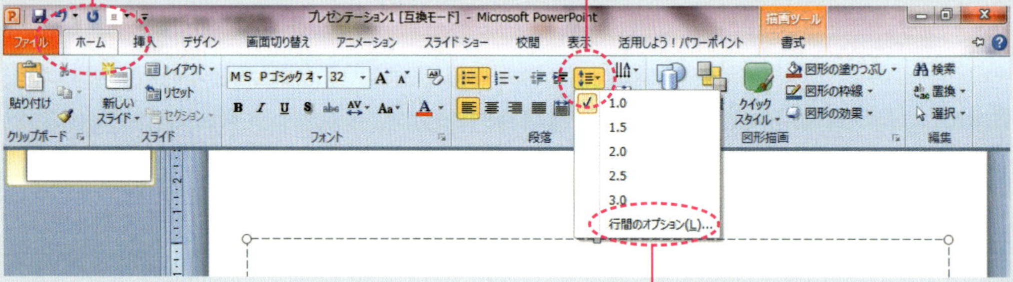

❹「行間のオプション」を選ぶ

❺表示された［段落］ダイアログボックスで［インデントと行間隔］タブをクリックする

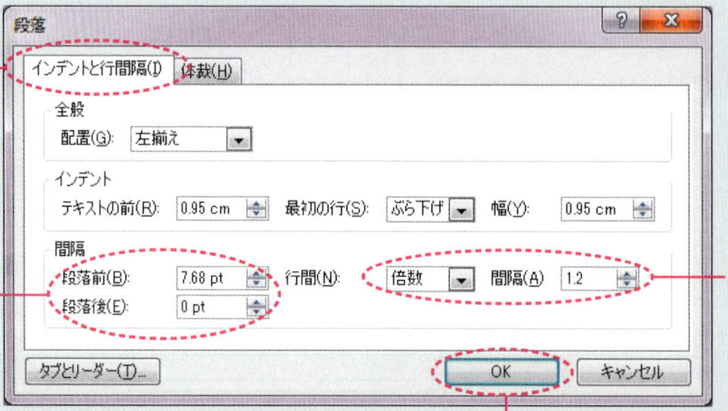

❻「行間」を［倍数］にし、［間隔］に1.2から1.4までの任意の数字を入力する

（注）段落はここで調整する

❼［OK］をクリックする

（注）段落、行間の関係

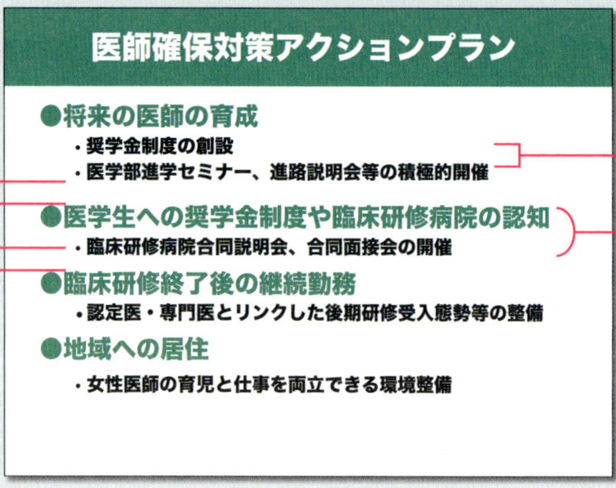

二番目の段落の段落前

二番目の段落の段落後

行間

二番目の段落

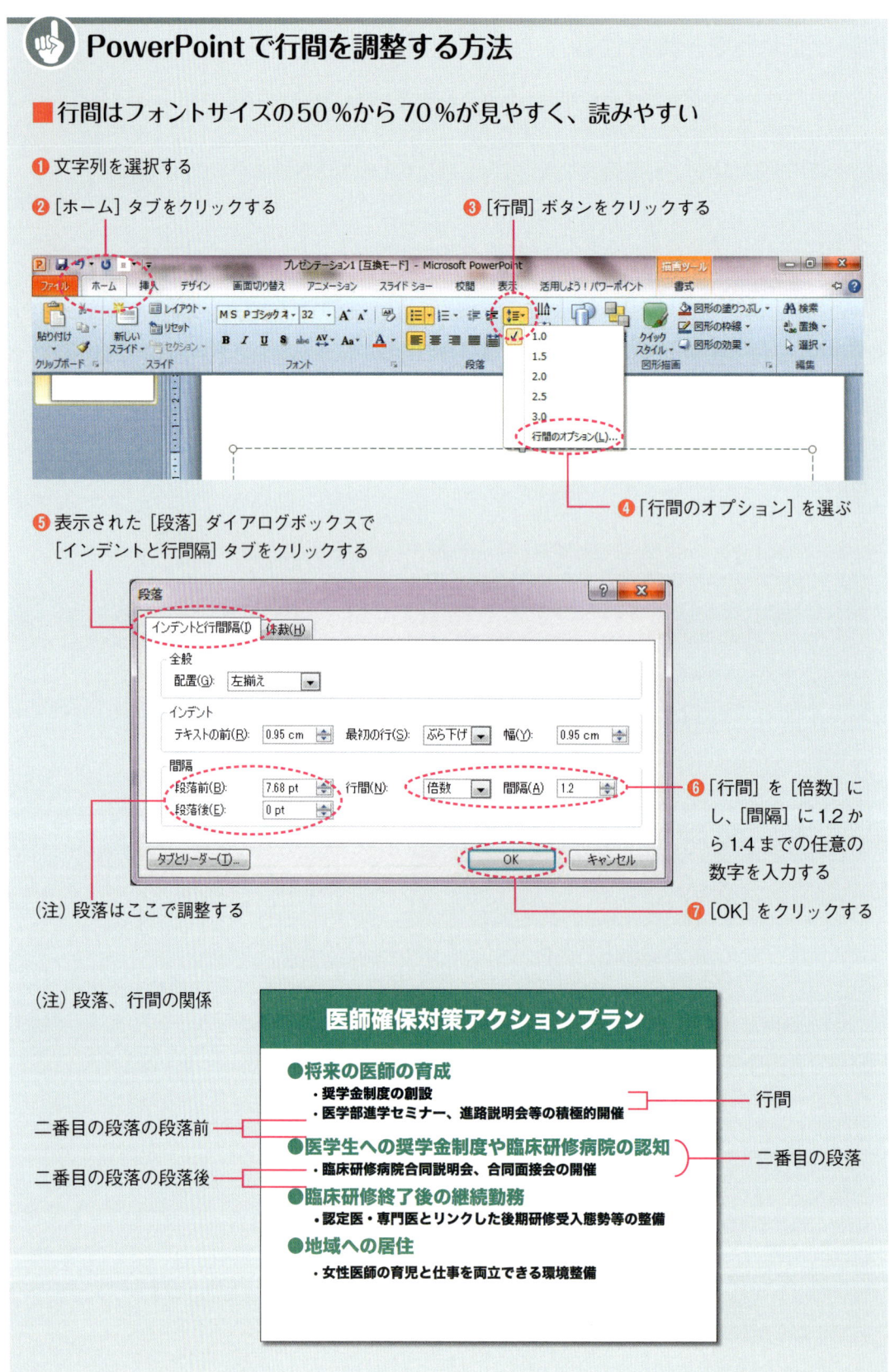

Ⅱ

資料作成の応用

—さらにここを見直す

10 一枚のスライドでひとつのメッセージを取り上げる

POINT!
- 人が一度に理解できるメッセージはひとつだけ
- 一枚のスライドでひとつのメッセージを伝える
- スライドの枚数が増えることを恐れない

スライド作成では〈テーマ〉と〈メッセージ〉を意識しよう。〈テーマ〉は、そのスライドで「何について取り上げているのか」、〈メッセージ〉は、そのスライドから「何を理解すべきか」だ。

情報を盛り込みすぎるとわかりにくい

発表の内容を難しく感じるのは、伝える内容そのものの難易度が高いこと以外に、伝え方に問題があることが少なくない。その代表的な例が、一枚のスライドに情報を盛り込みすぎてしまうものだ。

右のページの一番上のスライドを見て欲しい。こうした表現は手元でじっくり見るにはよいが、何が言いたいのか、すぐに理解できないため、一定時間で次々とスライドを見せていく発表にはふさわしくない。

メッセージの数だけスライドを用意する

一般的にスライドを作成するときには、まず表やグラフを作成し、そこから何が言えるのかに取りかかるが、こうした方法では伝えるべきメッセージがあいまいになってしまう。伝わる表現にするには**まずメッセージを明確にし、それにふさわしい表現を考えるべきだ。**

あらためて右のページの一番上のスライドを見てみよう。このスライドには、ふたつのメッセージが取り上げられている。ひとつは「国民総生産が下がるなか、医療費が増加している」ということで、もうひとつは「一人あたりの医療費は年間で28万円を越え、国民所得に占める医療費は10%台となっている」ことである。

人が一度に理解できるメッセージはひとつだけ。スライドはメッセージに対応させて用意すべきだ。それぞれのメッセージに対応し、スライドで表現すれば、右のページの上から二番目と三番目になる。それぞれのスライドのテーマは、上が「国全体の医療費について」、下が「一人あたりの医療費の負担について」となる。

メッセージごとにスライドを作れば枚数は多くなるが、そのことを恐れず、わかりやすさを優先させよう。

一枚のスライドで、ひとつのメッセージを取り上げる

国民総生産、国民所得と医療費の推移

	2005年	2006年	2007年	2008年	2009年
国民総生産【単位：億円】	5,031,867	5,109,376	5,158,043	4,920,670	4,740,402
国民所得【単位：億円】	3,658,783	3,752,258	3,787,290	3,518,834	3,392,234
国民医療費【単位：億円】	331,289	331,276	341,360	348,084	360,067
人口一人当り国民医療費【単位：千円】	259.3	259.3	267.2	272.6	282.4
国民医療費/国民所得【単位：%】	9.05	8.83	9.01	9.89	10.61

厚生労働省「平成21年度国民医療費の概況」より

表を見ても、何を読み取ってよいのかすぐにはわからない

①

国民総生産が下がるなか、医療費は増加

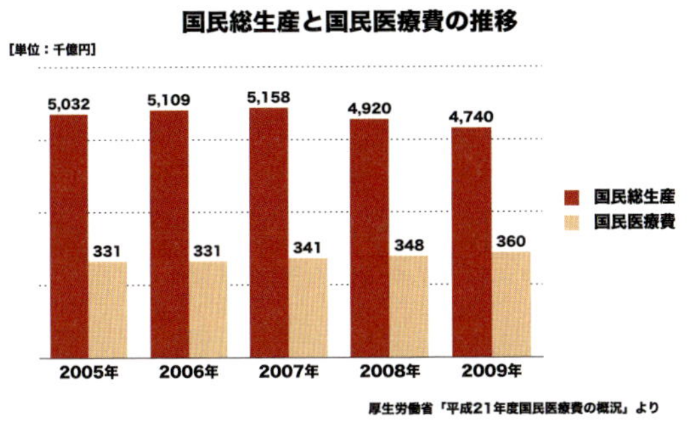

最初に「医療費が年々増加している」事実を伝える

②

一人あたりの医療費は28万円を超え、国民所得に占める医療費は10%台に

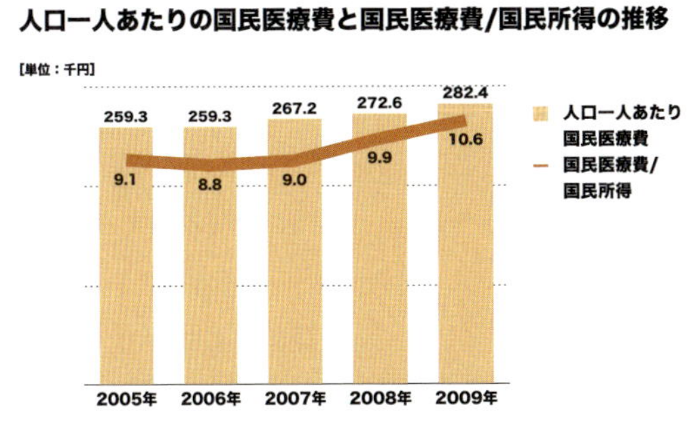

次に「医療費がかつてない段階に入っている」事実を伝える

11 スライドのタイトルを使ってメッセージを伝える

POINT!

- スライドのタイトルとグラフや表につけるタイトルを別にすることでメッセージを伝える
- スライドのタイトルでメッセージを表現すれば、発表も楽になる

グラフや表を中心にしたスライドでは、グラフや表のタイトルを、そのままスライド全体のタイトルとすることが多いが（右ページの上のスライド参照）、スライドのタイトルとグラフや表のタイトルを別にすればメッセージを直接伝える表現にできる（右ページの下のスライド参照）。

グラフや表だけでは明確なメッセージを伝えられない

グラフや表のタイトルは、取り上げたデータが何について取り上げたかを示しているだけで、そこから何を読み取るかを伝えているわけではない。右ページの上のスライドを使った発表では、グラフや表のスライドを見せ、何を読み取るかは口頭で説明する。この方法では、**スライドの表現に視覚的に明確な特徴がない場合、相手は説明を聞くまで、どう解釈したらよいのか、正確に理解できない。**

メッセージを表示することで発表もスムーズに

何を理解するのか見ただけでわかるようにするには、グラフや表のタイトルとは別にスライドのタイトルを示し、そのタイトルでメッセージを表現すればよい。相手は説明を聞く前に、スライドを目にするだけで読み取るべきことを把握でき、そのあとに続く説明の内容も理解しやすい。

こうした表現は、さらにもうひとつのメリットがある。発表するときに楽なのだ。グラフや表のタイトルだけしか書かれていないスライドを使った発表では、話す内容は記憶か、手元のメモに頼るしかない。発表に慣れていなければ不安になる。こうした不安は、スライドのタイトルにメッセージを入れておけば取り除くことができる。たとえば右のページの上のスライドでは「本県が全国平均をつねに下回り、近年、その較差がますます広がっている」と話す必要があるが、うっかりすると「全国平均を下回ってる」ことだけを告げ、説明を先へ進めてしまう。

それに対して、下のスライドのように表現しておけば、何を伝えるかはスクリーンに映し出されたスライドを見れば、すぐに思い出すことができる。

◎スライドのタイトルを、グラフのタイトルと別にしてメッセージを示す

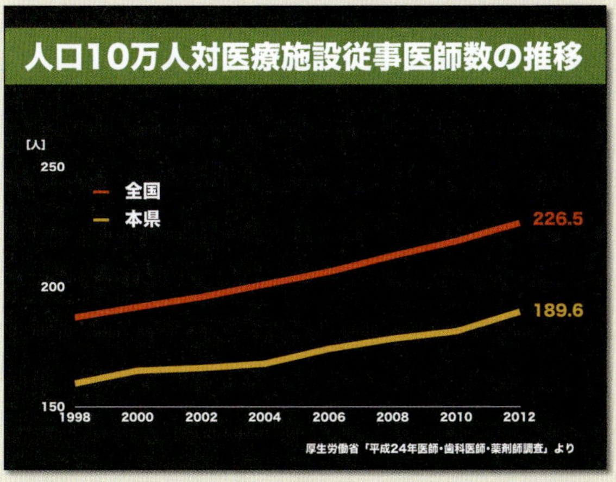

×

◀グラフを提示し、メッセージは口頭で伝える

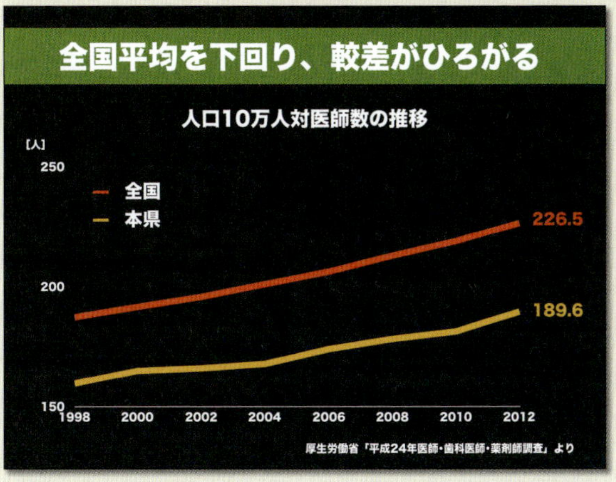

○

◀説明を聞かなくても、スライドを見ただけで何を理解すべきかわかる

発表の途中でスクリーンに静寂をもたらす

PowerPoint も keynote もスライドショー機能を使って発表しているときに、[B] のキーを押すと、スクリーンが真っ暗になる。その瞬間に静寂がもたらされ、発表者が話し出せば、自然と視線を集めることができる。気持ちに余裕があれば、こうした演出で効果を上げることができる。もう一度 [B] を押せば、スクリーンに元のスライドが表示される。

なお [W] のキーを押せば、スクリーンは真っ白になる。

12 目次で説明を予告する

POINT!
- 状況に応じて目次をつける
- 目次によって説明の流れを理解してもらう
- 目次を示すことで、内容の理解に集中できる

説明の冒頭で目次を示せば、相手は発表内容がどこからどこへどう進んでいくのか理解し、安心して内容の理解に専念できる。

目次は説明の流れを予告する役割を果たす

目次は必ずつけなければいけないわけではない。わずかな時間しかない場合や、慣例にしたがった説明順序があり、相手もそうしたことをよく知っているのであればなくてもよい。ただし、**ある程度の時間を取った説明であったり、説明の流れを相手と共有していなかったりする場合には目次はあったほうがよい**だろう。目次がないまま説明をすれば、相手はふたつのことを同時に行なうことになる。ひとつは、スクリーンに映し出されたスライドの内容を理解することで、もうひとつはスライド相互の関係、すなわち「この内容はすぐ前のスライドで取り上げられた内容とどのような関係があるのだろう」「この説明のあとでどのような内容が取り上げられるのだろう」「自分が聞いておきたいことは数値データだが、それはいったいいつ取り上げられ、この説明とどう関係しているのだろう」といったことだ。

言うまでもないが、同時にふたつのことに取り組むより、いま取り上げている内容の理解だけに集中してもらったほうがよい。ミステリードラマのように先の読めない展開で相手の関心を引っ張っていく方法もあるが、終始一貫して、よほど関心をそらさないという自信がなければ難しい。

目次のスライドは短時間で説明する

発表の場では、**目次を見せ説明する時間は、せいぜい数十秒程度にとどめておく**。なかには、目次を見せながら、それぞれの項目のポイントをしゃべってしまっている例もあるが、そうなると相手はわかった気になり、それ以降の説明に関心を寄せてくれない。目次は見せるだけ、あるいは「このような順に取り上げる」ということを簡単に告げるだけにしておくのが肝要だ。

また説明時間の長い発表では、途中で目次のスライドを使い、現在地を確認することも考えてみよう。

手元で読む資料の目次は詳細項目まで入れる

目　次

1.はじめに
（1）目的
（2）適用範囲
（3）対象疾患
2.研究の体制等
（1）研究の体制
（2）厚生労働大臣の意見等
3.細胞の摂取
（1）提供者の人権保護
（2）摂取段階の安全対策
4.細胞の調整段階の安全対策
（1）調整段階の安全対策
（2）調整段階の管理体制等
5.細胞の移植又は投与
（1）被験者の人権保護
（2）移植又は投与段階の安全対策等
6.まとめ

×

◀会議の配付資料であれば、こうした表現でもよいが、スクリーンで見ると、わかりにくい

発表用資料の目次はひと目見て説明ストーリーがわかるように表現する

目　次

1.はじめに
2.研究の体制等
3.細胞の摂取
4.細胞の調整段階の安全対策
5.細胞の移植又は投与
6.まとめ

○

◀発表内容の予告ととらえ、説明の流れがひとめでわかる表現にする

説明の途中で目次のスライドを使って、現在地を確認する

目　次

1.はじめに
2.研究の体制等
→3.細胞の摂取
4.細胞の調整段階の安全対策
5.細胞の移植又は投与
6.まとめ

○

◀スライドの枚数が多かったり、ストーリー展開がこみ入っていたりする場合には、説明の途中でストーリーを思い出してもらう

13 説明の途中で相手を迷子にしない

POINT!

- 各項目の途中で全体像を思い出してもらうにはチャートを使う
- チャートはトピックの転換のタイミングで見せる方法と、該当ページの端に小さく入れる方法がある

◎全体像を表現したチャートを使う

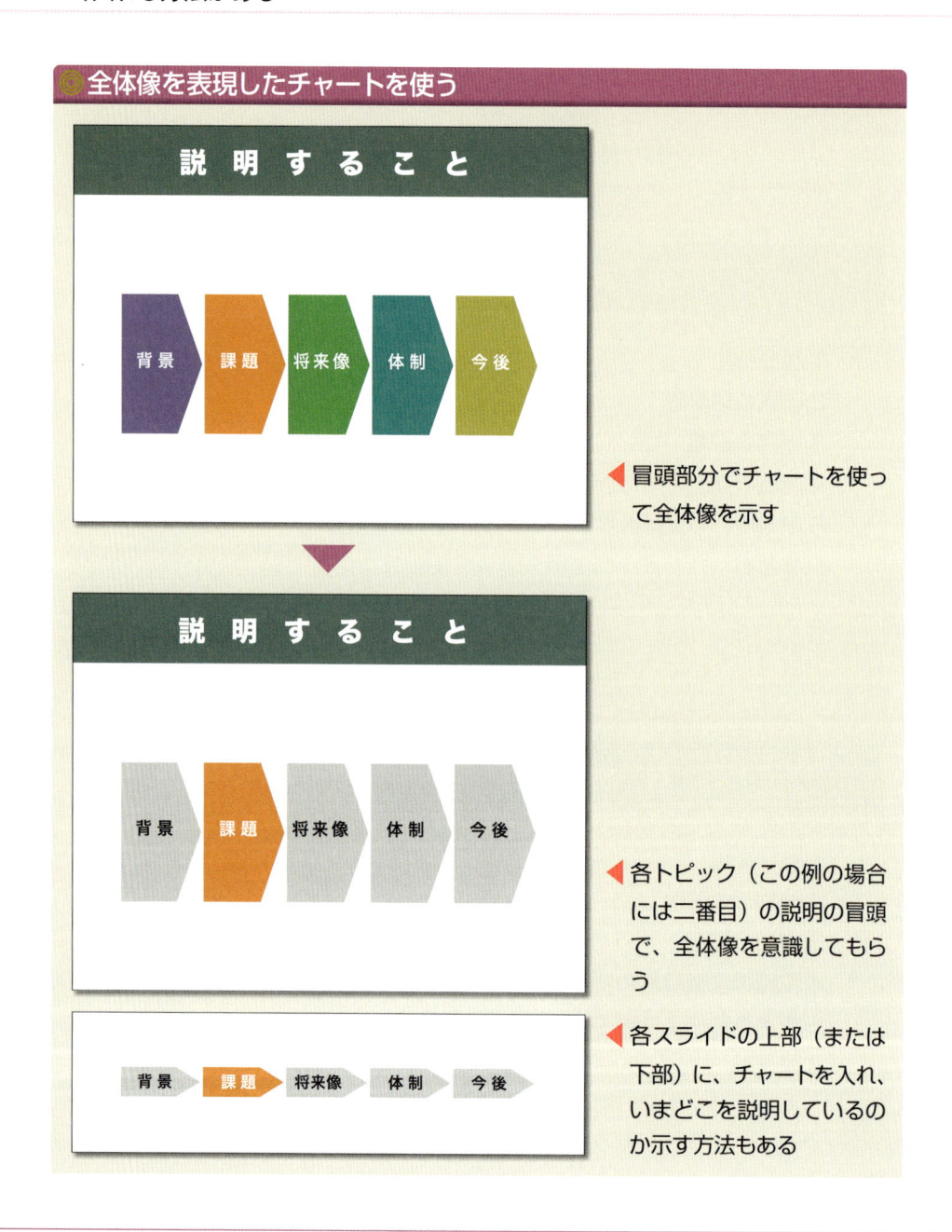

◀冒頭部分でチャートを使って全体像を示す

◀各トピック（この例の場合には二番目）の説明の冒頭で、全体像を意識してもらう

◀各スライドの上部（または下部）に、チャートを入れ、いまどこを説明しているのか示す方法もある

整理された体系に基づき、その中の内容について順に説明することがある。たとえば５つの要素からなる全体像を示したあとで、それぞれの要素について順に解説していく場合だ。こうした場合、相手が理解しようと内容に聞き入っていると、全体像のどこまで説明されたのか、わからなくなってしまうことがある。

チャートで全体像を意識しながら理解する

人は全体を意識し、その中での位置づけを把握しながら、同時に個々の内容を理解することは苦手だ。この欠点を補うために全体像を示すチャートを活用する方法がある。説明の冒頭部分で全体像を示すチャートを示しておき、それ以降、トピックが変わるタイミングで、あらためてチャートを示すことで、相手は全体を意識しながら、内容の理解に集中できる。

複数のトピックスをチャートで表現し、現在地確認に使う

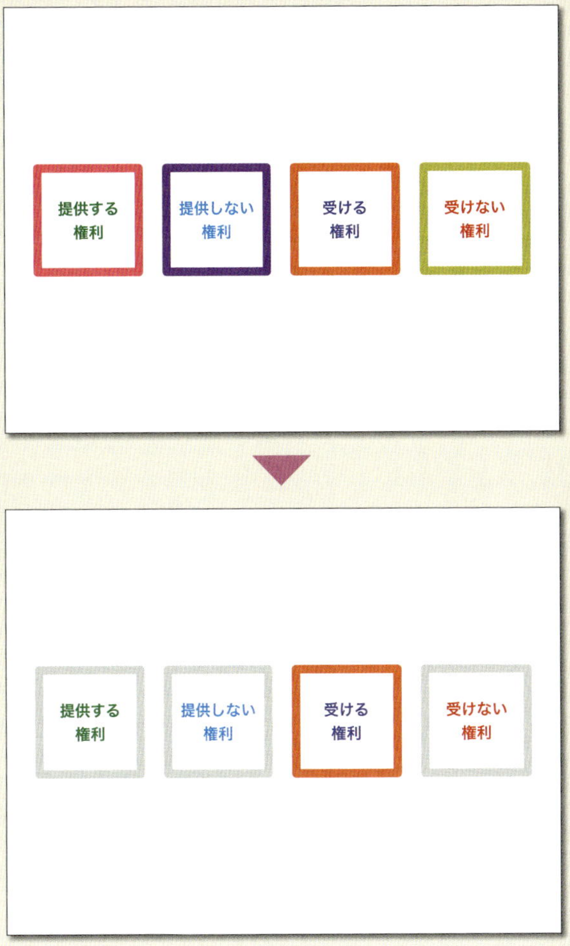

◀説明するにあたって、４つのトピックスがあることを示す

◀各トピック（この例の場合には三番目の項目）の冒頭で、全体像を再確認する

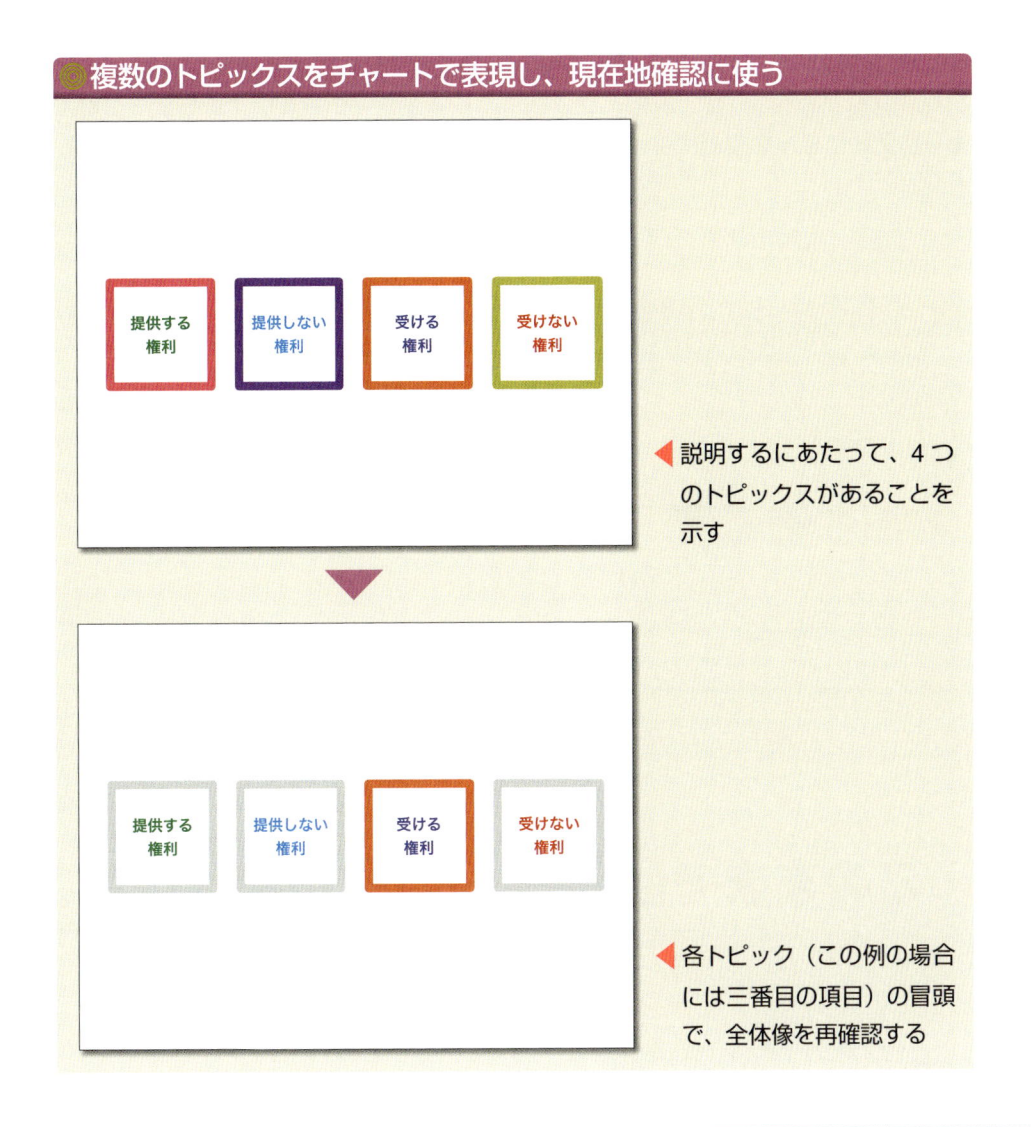

14 紐付けスライドを採用する

POINT!

- 流れるような説明がわかりやすい
- スライドのつながりを視覚的に見せる

プレゼンテーションソフトを使った、スライドを順に見せる説明方法の弱点は、スライドとスライドのつながりがわかりにくくなることだ。

スライドとスライドのつながりを見せる

発表に流れを作る「紐付けスライド」を紹介しよう。スライドとスライドのつながりは口頭で伝えるのが一般的だが、**話すことばをスライドとして見せることで、より能動的に相手を説明に引き込むことができる**。テレビ番組でも、よく見かける方法だ。

◎紐付けスライドの例①

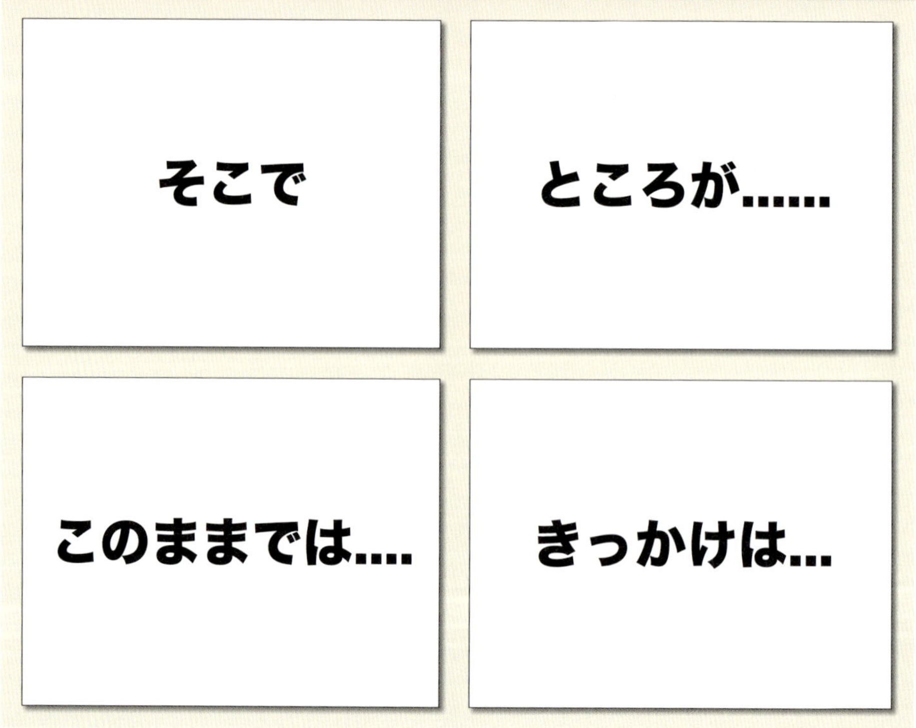

◎紐付けスライドの例②

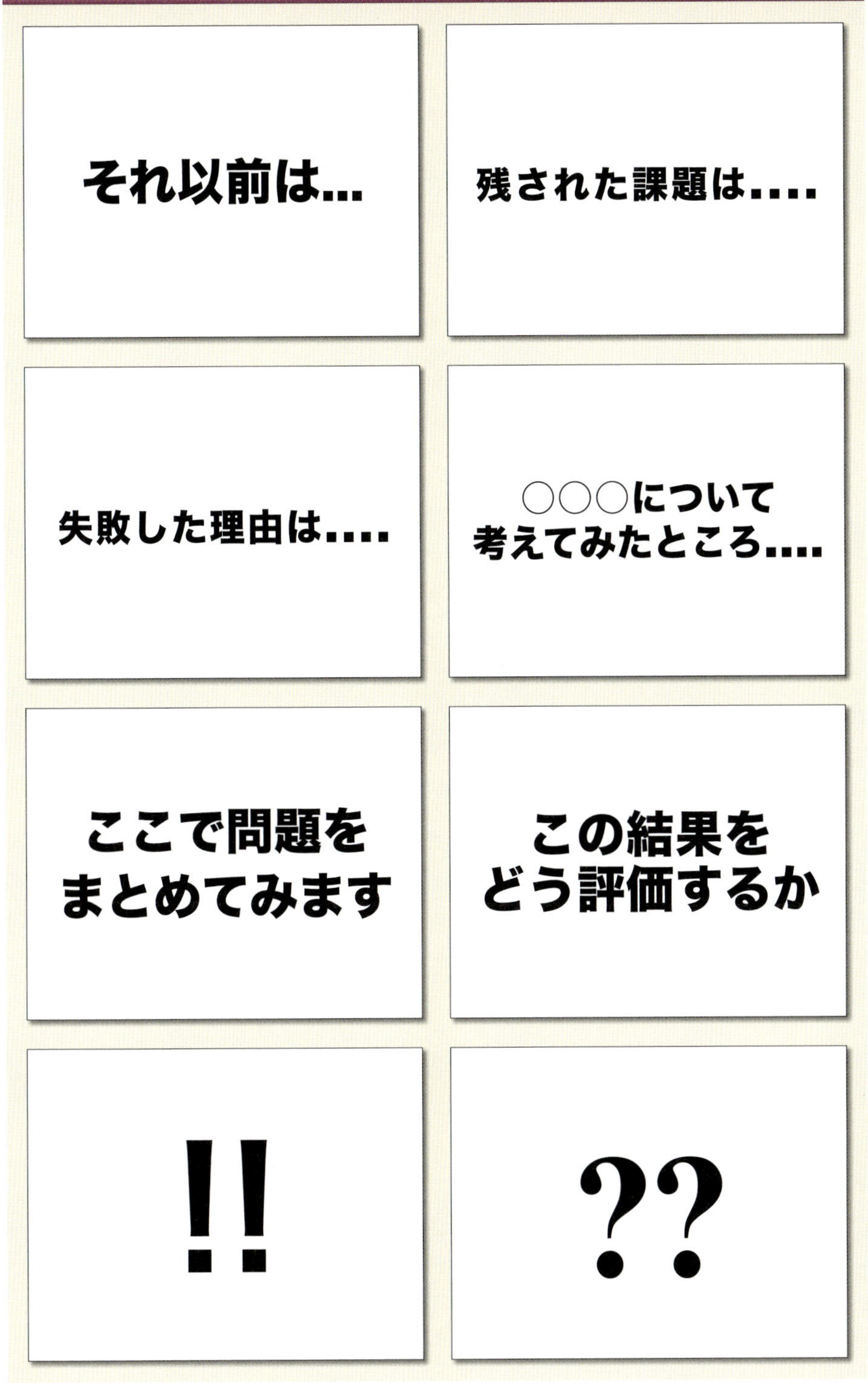
それ以前は...
残された課題は....
失敗した理由は....
○○○について
考えてみたところ....
ここで問題を
まとめてみます
この結果を
どう評価するか
!!
??

15 段階的に伝える

POINT!

▶一度にすべて見せてしまうと、説明に注意をひきつけることができない

▶段階を踏んだスライドで、相手の関心をひきつける

内容を、一度にすべて見せれば相手がわかった気になってしまい、説明に注目してくれない。全部、見せるのではなく、説明に合わせて、段階を踏んで見せていくようにしよう。

相手の関心をひきつける

下の二枚のスライドを見て欲しい。いずれも悪くはないが、ありきたりの表現だ。次に右ページの一番上の二枚のスライドを見て欲しい。説明ではまず左のスライドを見せながら四つの問題があることを説明する。そして、説明が終わった、すぐそのあとで右の表現で、相手の関心をひきつけておき、解決策のスライドへと説明を移していく。

真ん中の二枚のスライドも同様の効果を狙ったものだ。

このような**段階を踏んで説明していく方法は、目の前にいる相手に語りかけるというライブならではの演出効果を加えることができる。**

この方法は、まず全体像を示し、その後、順に各要素について説明する場合にも使うことができる（右ページの一番下の二枚のスライド参照）。

◎1枚のスライドで表現するとインパクトに欠ける

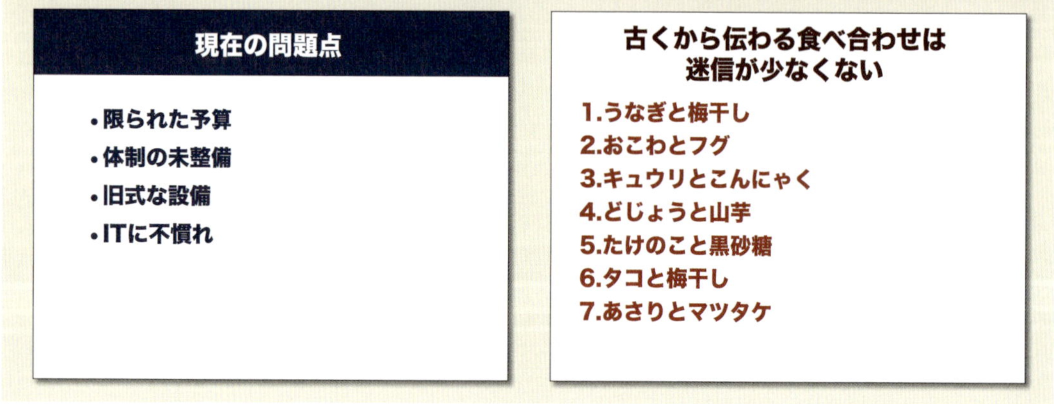
現在の問題点
•限られた予算
•体制の未整備
•旧式な設備
•ITに不慣れ
古くから伝わる食べ合わせは
迷信が少なくない
1.うなぎと梅干し
2.おこわとフグ
3.キュウリとこんにゃく
4.どじょうと山芋
5.たけのこと黒砂糖
6.タコと梅干し
7.あさりとマツタケ

問題を提起し、相手の気持ちに訴えかける

①

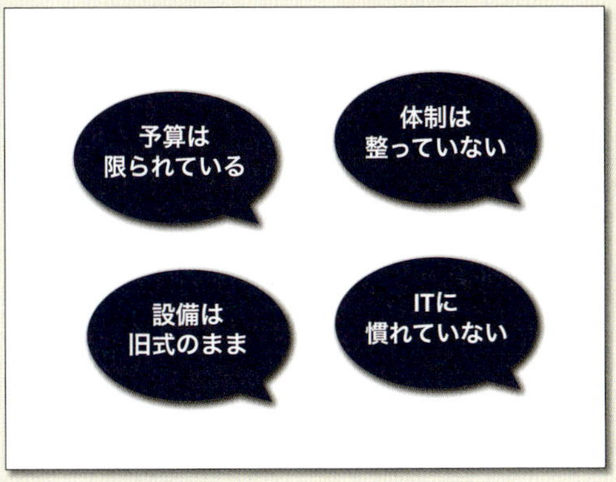
予算は
限られている
体制は
整っていない
設備は
旧式のまま
ITに
慣れていない

②

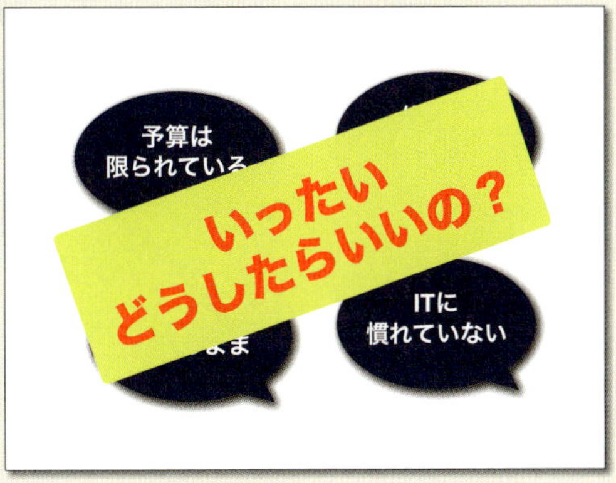
予算は
いったい
どうしたらいいの？
ITに
慣れていない

項目をリストアップしながら、関心をひく

①

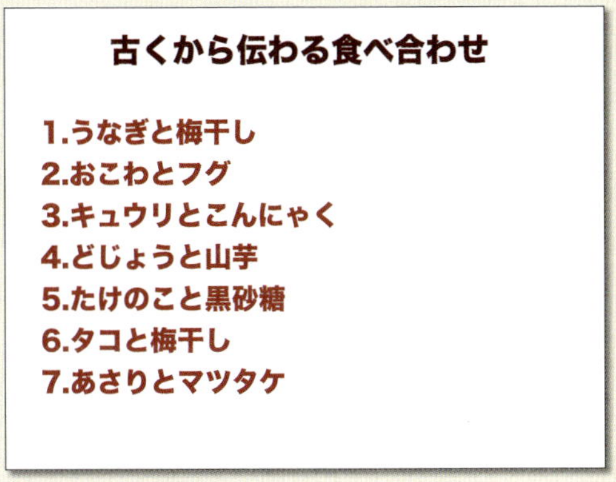

▲代表的な項目をリストアップする

②

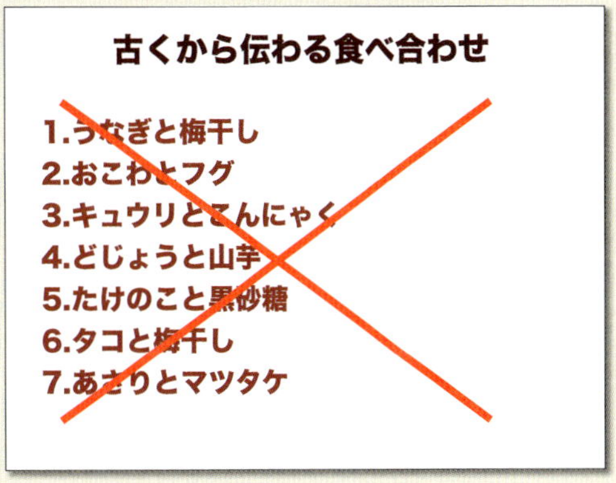

▲すべてが迷信であることを表現する

まず二つの課題が存在することを示し、順に説明していく

①

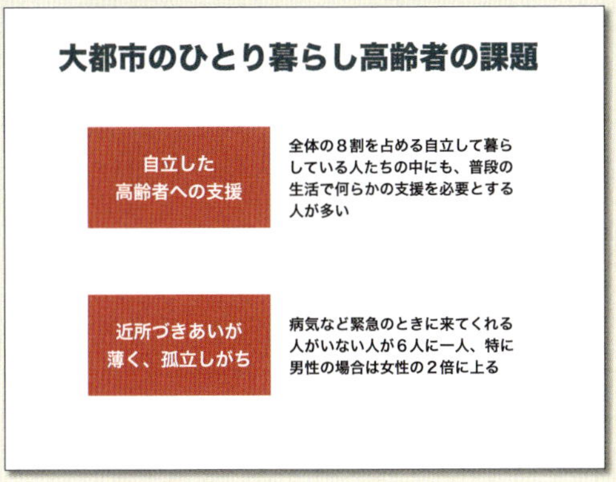

②

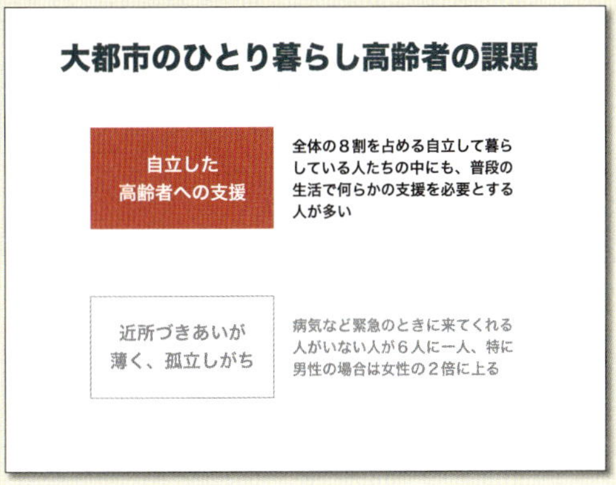

◎チャートを使って段階を踏んで説明する

①

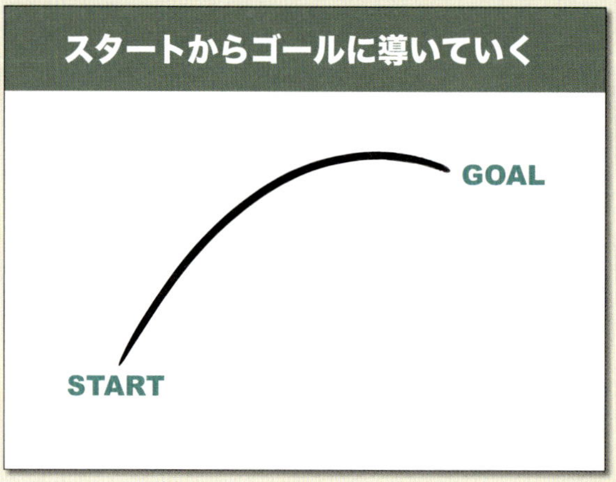

START から GOAL までという構図を示す

②

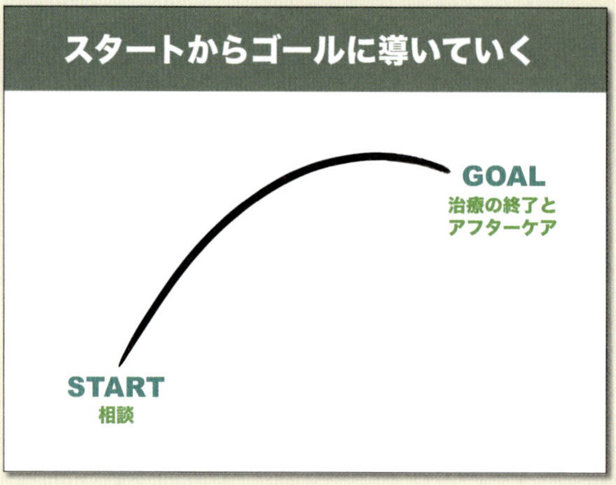

今回の具体的な内容を付け加える

③

スタートからゴールに導いていく
GOAL
治療の終了と
アフターケア
2015年3月1日
START
相談
2014年1月21日

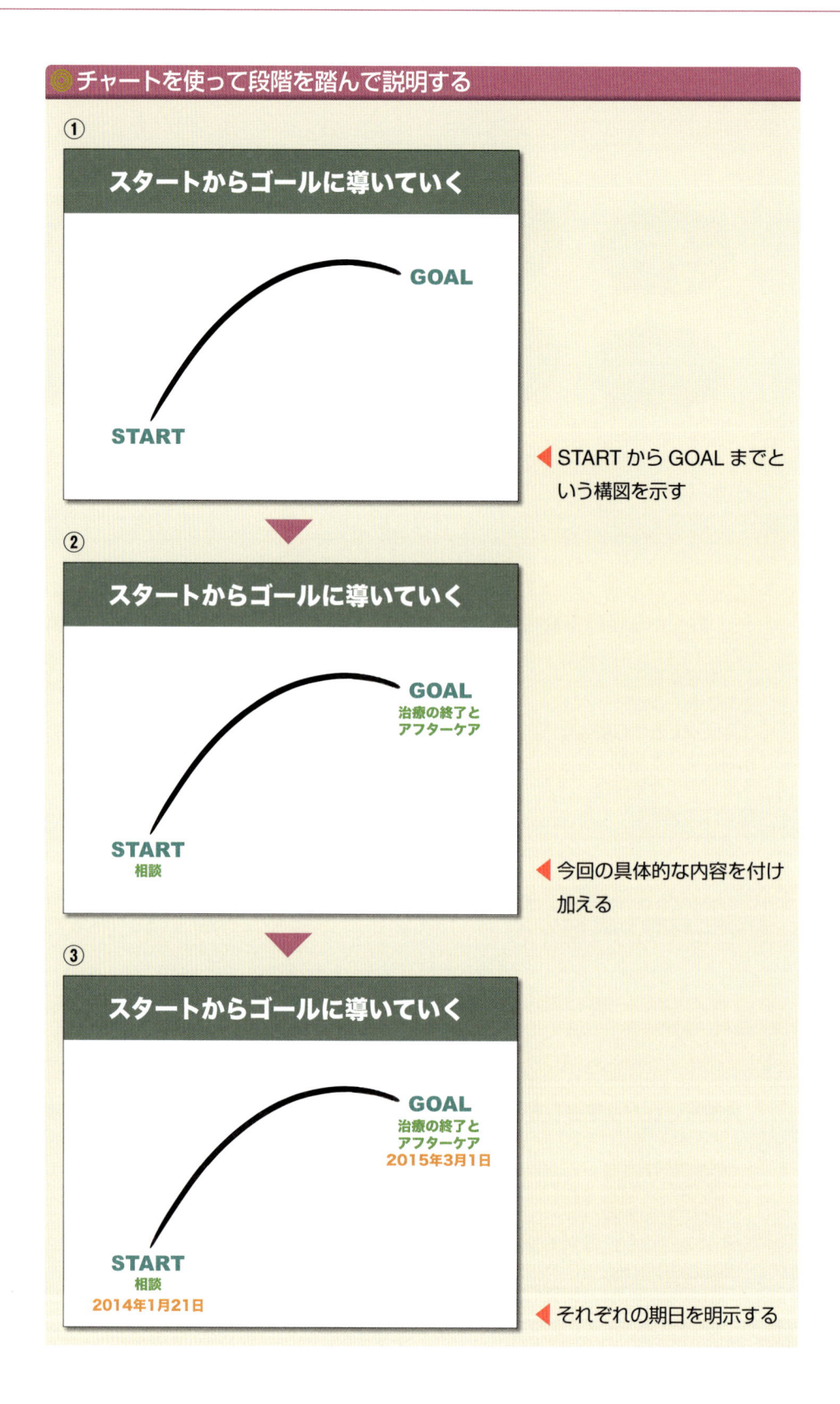

それぞれの期日を明示する

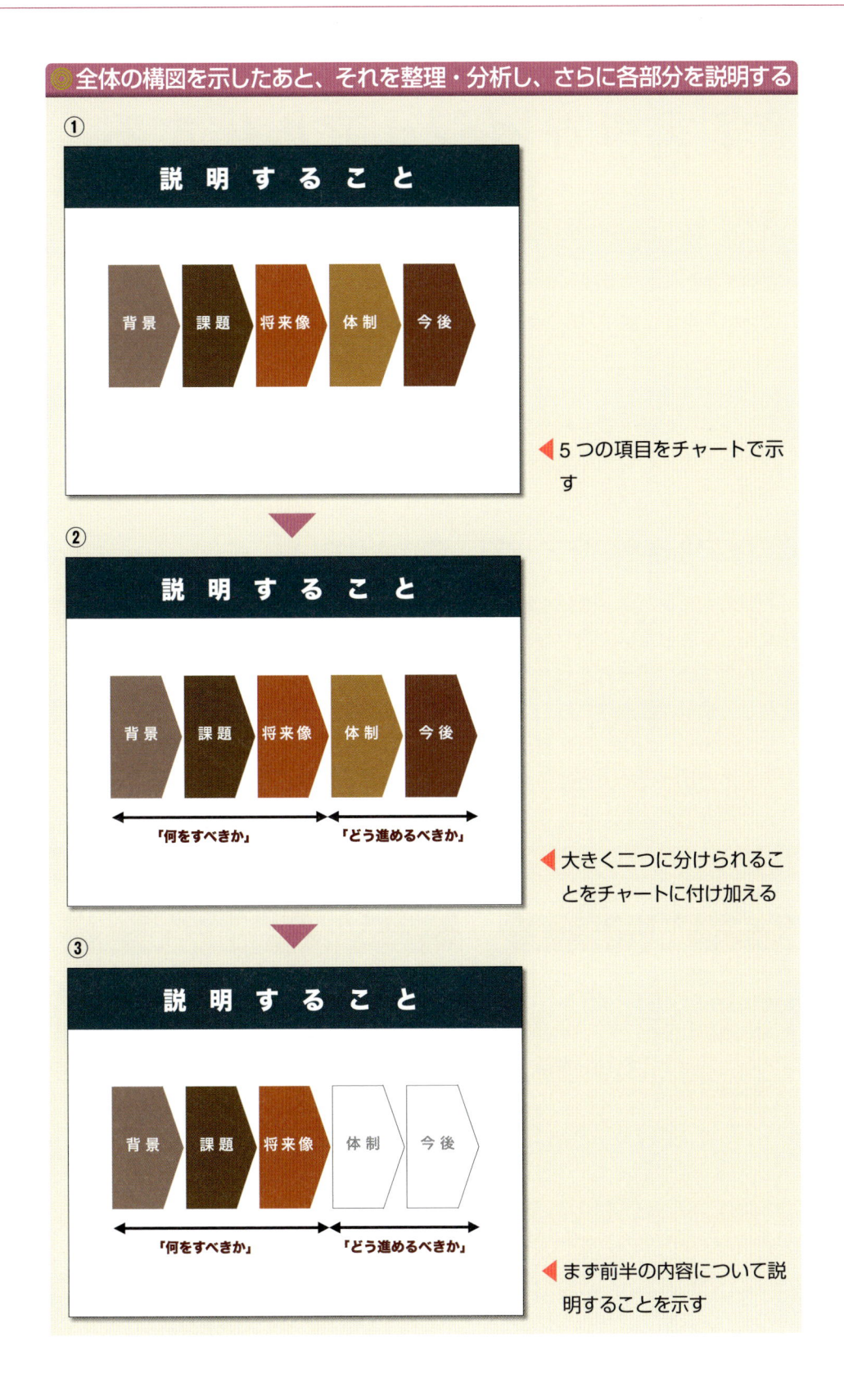

全体の構図を示したあと、それを整理・分析し、さらに各部分を説明する

①

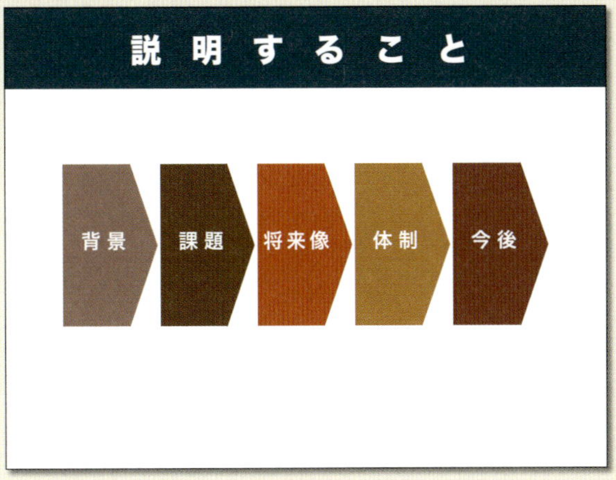

◀5つの項目をチャートで示す

②

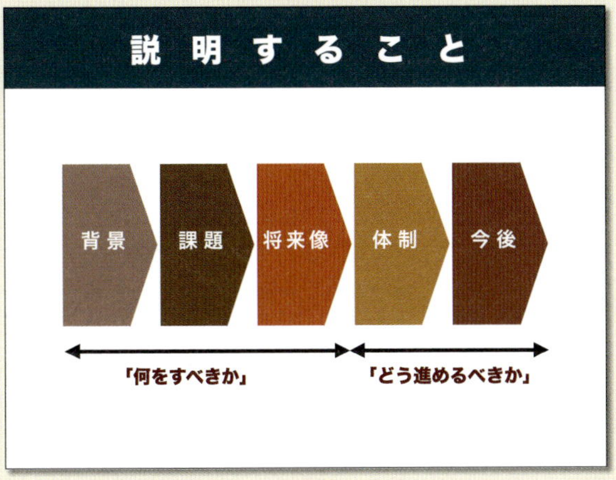

◀大きく二つに分けられることをチャートに付け加える

③

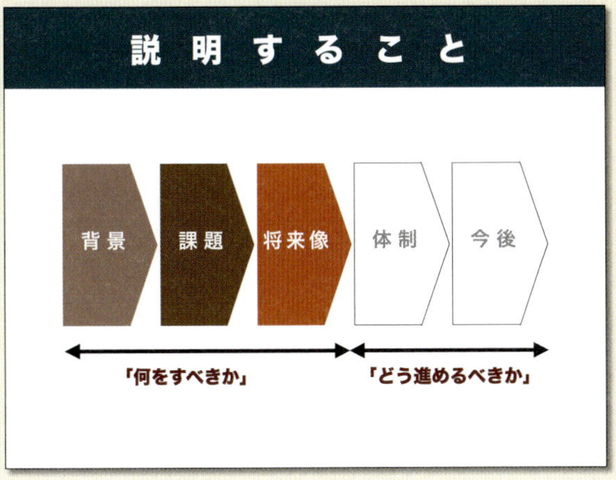

◀まず前半の内容について説明することを示す

16 箇条書きをビジュアル化する

POINT!
- 文字を主としたスライドをビジュアル化する
- ビジュアル化により、関心をひきつけ理解が促進される

文字だけで表現されたスライドが続くと、視覚的なインパクトに欠け、飽きられやすい。箇条書きやリストといった項目を列挙した文字中心のスライドの表現を工夫し、訴求力をアップさせよう。

ビジュアル度合いをアップし、飽きさせない

視覚的なインパクトを強くするには、個々の項目を枠で囲ったり、行頭数字を誇張したりするとよい。こうした表現は、情報量が増えるわけではないが、説明にリズムが生まれ、相手の関心を引くことで確実に情報を伝えることができるので、結果として理解が促進される。

説明の中で、こうしたスライドを複数使う場合は、形や色を変えて同じような印象のものが続かないように注意しよう。

◎項目リストをビジュアル化する

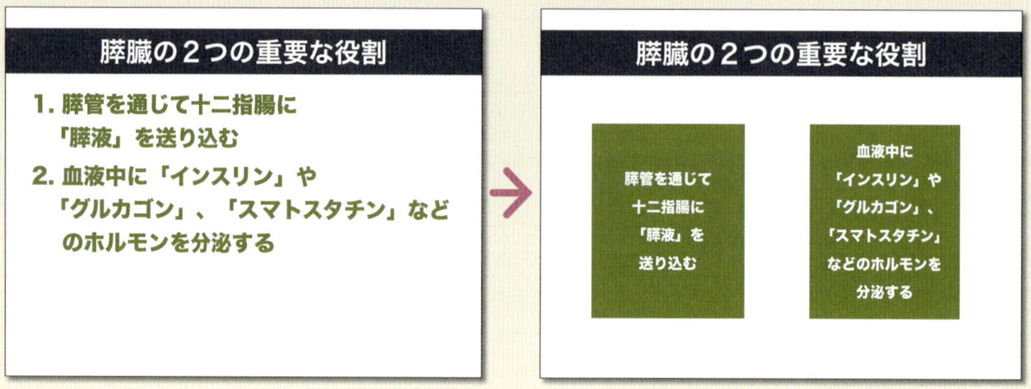
膵臓の2つの重要な役割
1. 膵管を通じて十二指腸に「膵液」を送り込む
2. 血液中に「インスリン」や「グルカゴン」、「スマトスタチン」などのホルモンを分泌する
膵臓の2つの重要な役割
膵管を通じて十二指腸に「膵液」を送り込む
血液中に「インスリン」や「グルカゴン」、「スマトスタチン」などのホルモンを分泌する

箇条書きやリストをビジュアル化する

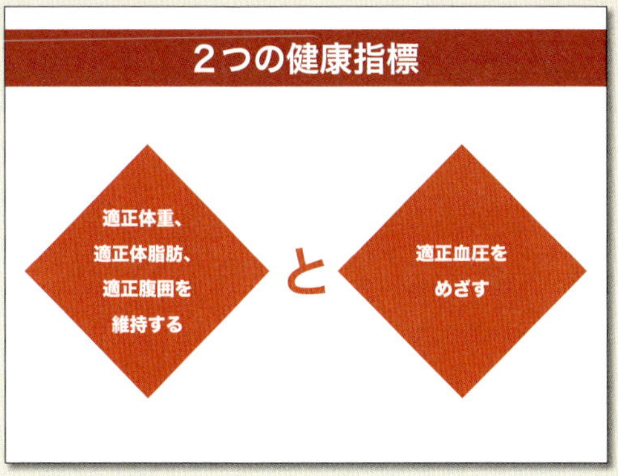
２つの健康指標
適正体重、
適正体脂肪、
適正腹囲を
維持する
と
適正血圧を
めざす

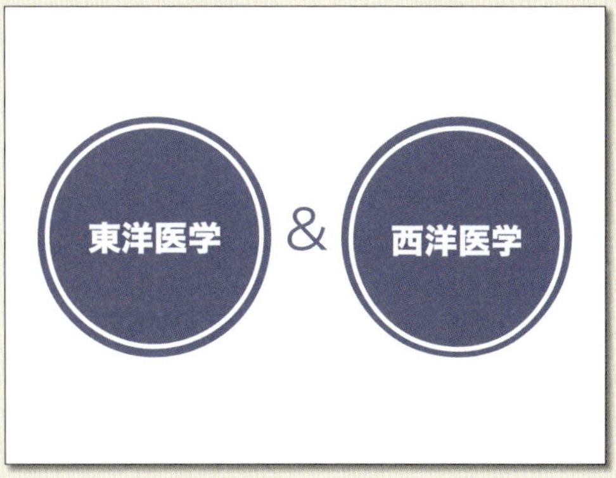
東洋医学
&
西洋医学

メタボ対策が有効な3つの理由

1. 多くの肥満者が複数の危険因子を併せ持つ
2. 危険因子が重なるほど脳卒中、心疾患を発症する危険が増大
3. 生活習慣を変え、内臓脂肪を減らすことで危険因子のすべてが改善

医療情報データベース構築の課題

1. 情報ルールの整備
2. 基盤インフラの整備
3. 人材の育成・体制の整備

食中毒予防の三原則

1. つけない　〜洗う！分ける！〜
2. 増やさない　〜低温で保存する！〜
3. やっつける　〜加熱処理する！〜

課題解決のための4つの施策

1. 救急医療ネットワークの構築
2. がん患者の均てん化
3. 医療人材の確保・育成
4. 適正受診の推進

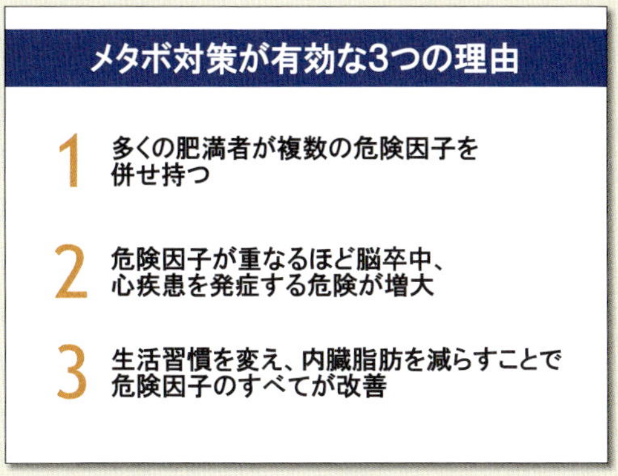

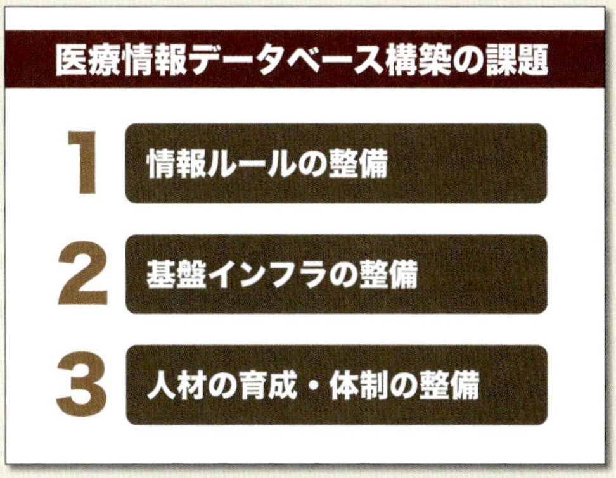

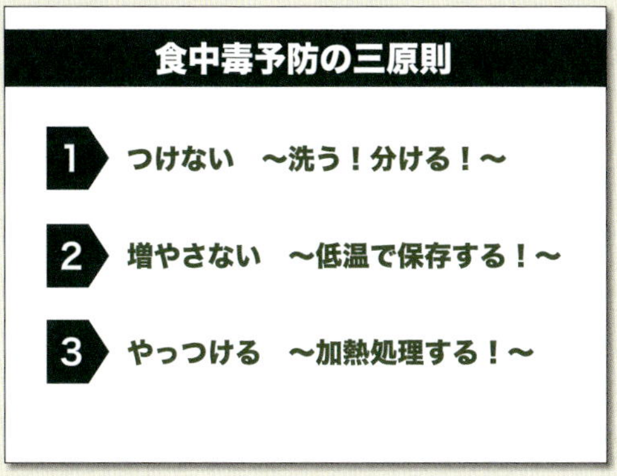

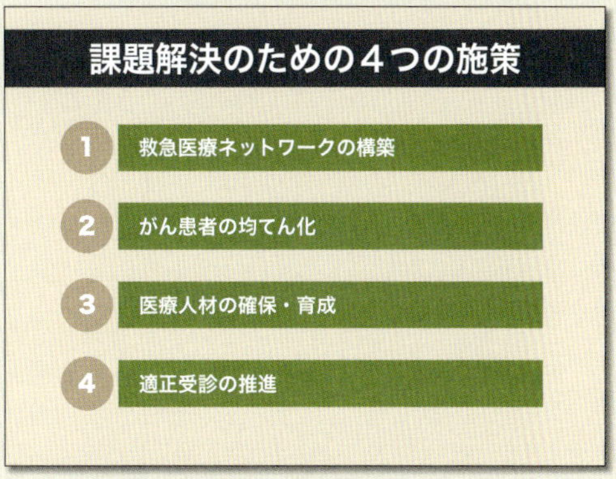

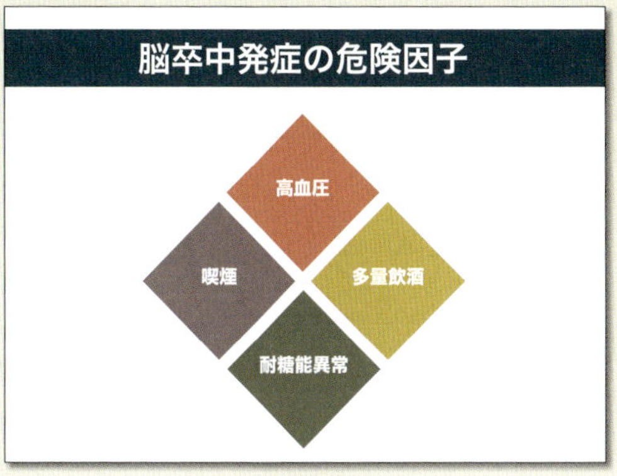
脳卒中発症の危険因子
高血圧
喫煙
多量飲酒
耐糖能異常

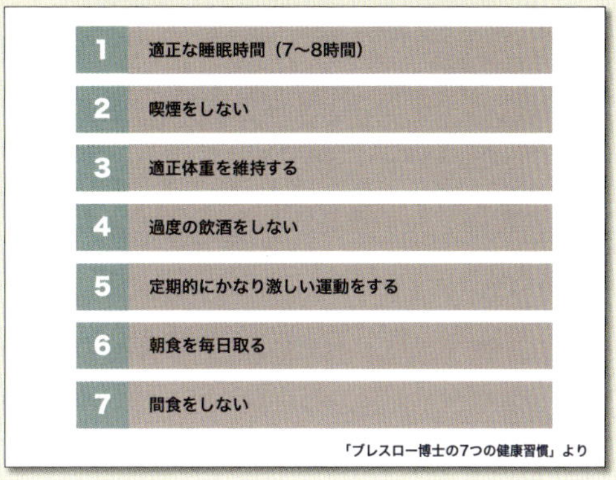
1 適正な睡眠時間（7～8時間）
2 喫煙をしない
3 適正体重を維持する
4 過度の飲酒をしない
5 定期的にかなり激しい運動をする
6 朝食を毎日取る
7 間食をしない
「ブレスロー博士の7つの健康習慣」より

「ひと目見てわかる」ためには「メッセージを視覚化する」

ひと目見てわかるという言葉をあらためて見てみよう。このことばは「ひと目見て」と「わかる」という二つに分けることができる。「ひと目見て」というのは視覚化する（ビジュアル化する）と言い換えることができ、「わかる」は意味するところ、すなわち伝えるべきメッセージが理解できるということだ。「視覚化する」と「伝えるべきメッセージが理解できる」をふたたび一緒にすれば、メッセージを視覚化するとなる。

つまりひと目見てわかるということは、メッセージを視覚化することでもある。そのためには、まずメッセージが明確になっていること、そのうえで、そのメッセージにふさわしい視覚表現になっていることが必要となる。

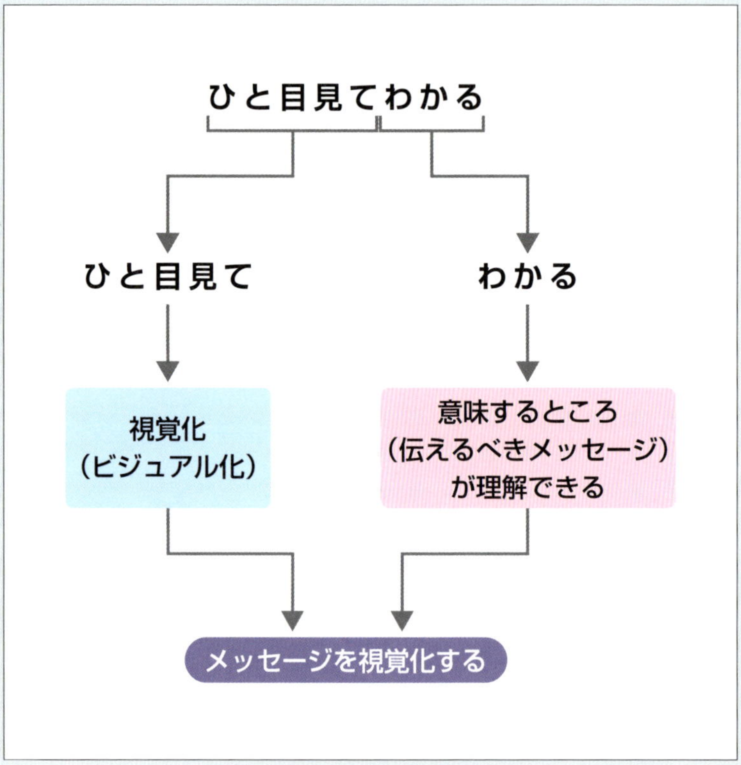
ひと目見てわかる
ひと目見て
わかる
視覚化
（ビジュアル化）
意味するところ
（伝えるべきメッセージ）
が理解できる
メッセージを視覚化する

Ⅲ

効果的な色の使い方

17 背景の色を選ぶ

POINT!

- 見やすく、読みやすい色づかいを心がける
- 背景の色とその上にのせる内容の色は明るさの違いをつける

同じ色でも、隣り合う色との組み合わせによって、はっきりと区別がついたり、見分けがあいまいなものになったりする。色を使うときは単独でなく組み合わせで考える必要がある。

色は組み合わせで考える

色の組み合わせで、真っ先に注意が必要なのは、背景の色とその上に重ねる色の組み合わせだ。組み合わせが悪いと、どれほどすばらしい内容を取り上げていても、相手に届かない。たとえば背景を鮮やかな赤や黄色にすると目がちらちらし、内容を読み取ることは難しい。

内容をきちんと理解してもらうためには、**背景の色は内容を邪魔するものではなく、引き立てるものを選ぼう**。迷うならば黒や紺色に代表される暗色と呼ばれる暗い印象の濃い色か、白や薄い色という明るい印象の色のいずれかをを使うようにする。

背景を明るい色にするか、暗い色にするか

暗い背景にするか、明るい背景にするかは与える印象に加え、発表の環境や慣例などを考えて決めよう。暗い背景を使えば文字や図表、写真が締まって見える。プロジェクタの性能や照明など会場の環境により詳細部分が判読しづらいことが予想されるならば、暗い背景がよい。

一方、白やごく薄い色の背景は、多くの色と合わせやすいので色づかいが楽になるし、会場が明るくなる。

説明時間が長いとき、たとえば講演や市民講座のような場面では明るい背景と暗い背景を適度に切り替えることも有効だが、短い時間の発表の中ではせわしない印象を与えてしまうことも頭に入れておこう。

背景と内容は色の明るさの違いをつける

背景の色が決まったら、そこに重ねる色の相性を考える。背景と重ねる色に明るさの違いが少ないと、内容を認識しにくいものになる。暗い背景には明るい色、明るい背景には暗い色を使うようにしよう。

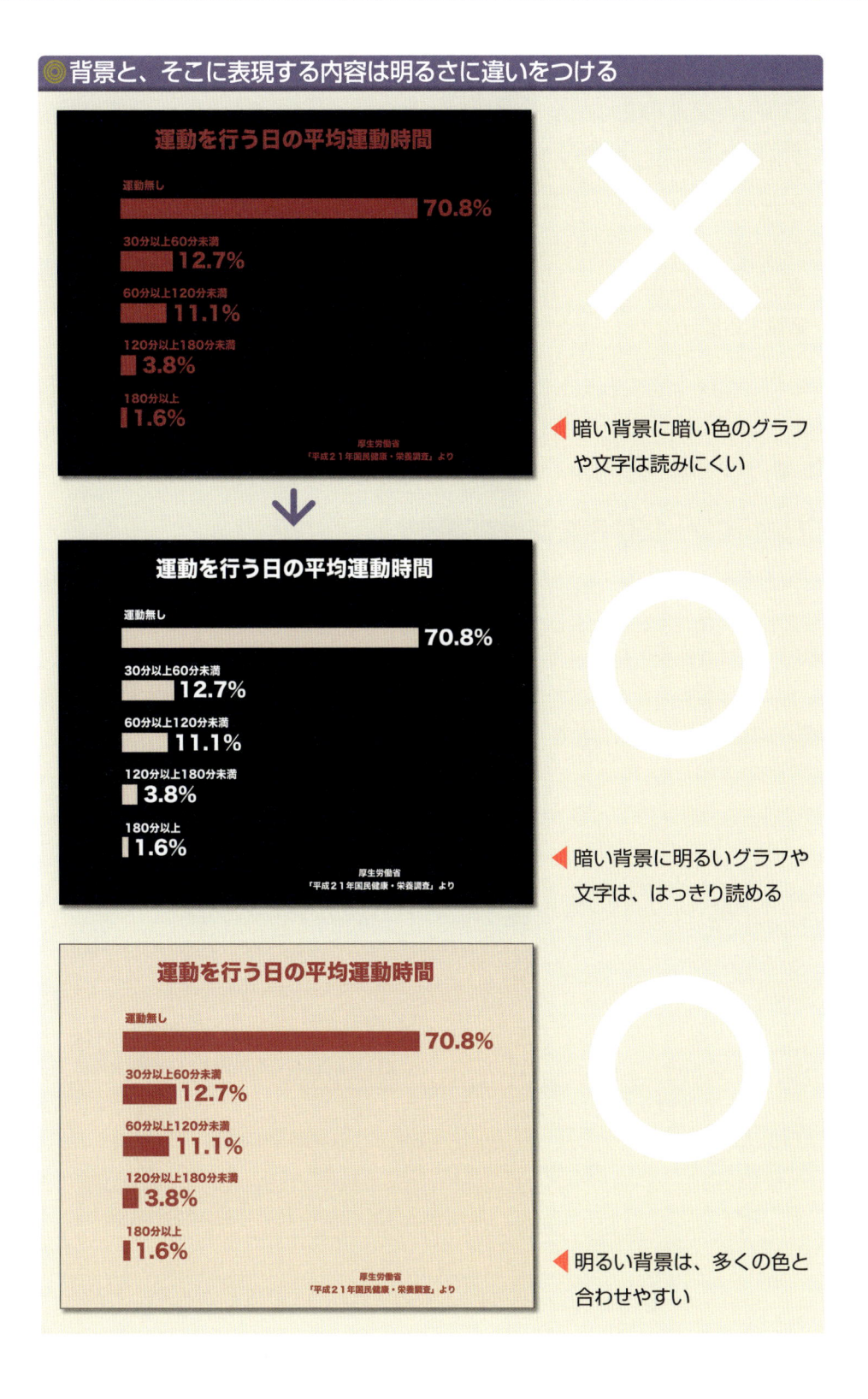

◎背景と、そこに表現する内容は明るさに違いをつける

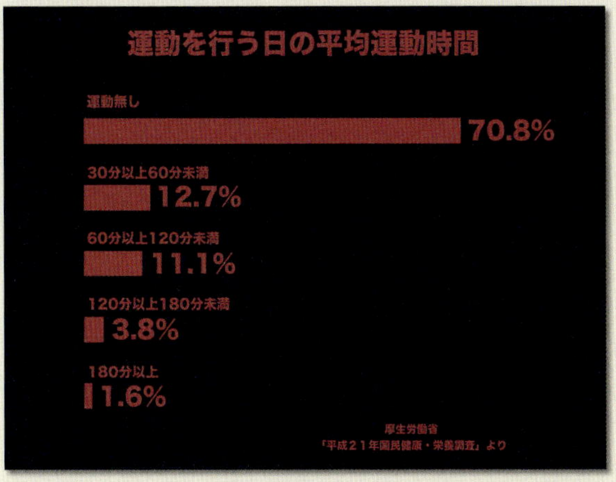

×

◀暗い背景に暗い色のグラフや文字は読みにくい

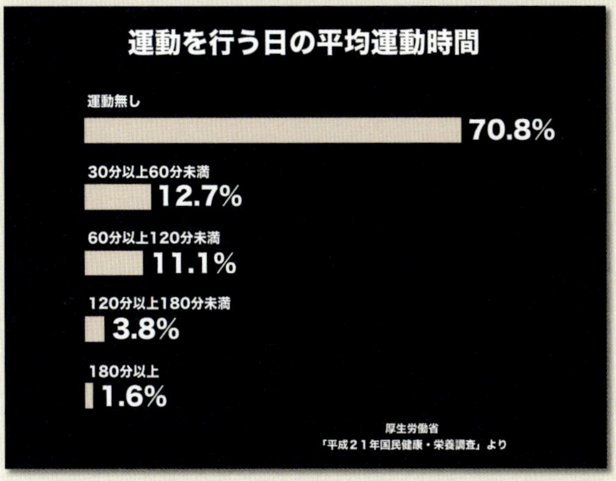

○

◀暗い背景に明るいグラフや文字は、はっきり読める

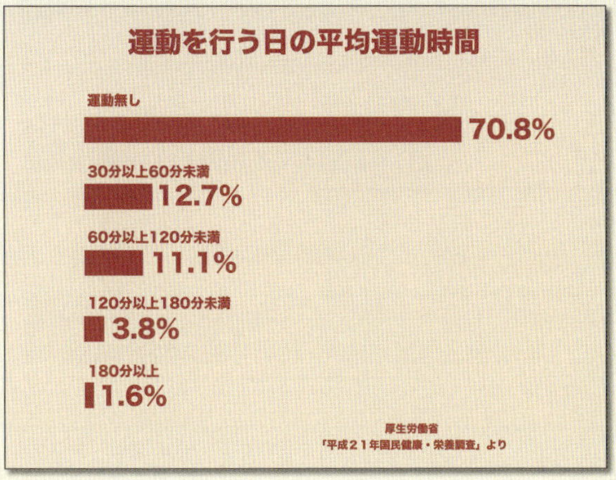

○

◀明るい背景は、多くの色と合わせやすい

18 色の数を減らし、メッセージを強調する

POINT!

- 使っている色の数が多いと、メッセージがかすむ
- 強調する部分以外は、目立たない地味な表現にする

カラフルにすることで装飾され、きれいにはなるが、それによって伝えるべきメッセージがかすんでしまうこともある。

ワンポイントだけ色を使って強調する

色の数を減らすことで伝えるメッセージを明確にできる。たとえばグラフでは領域ごとに異なる色を使うよりも、強調したい領域だけに他と異なる表現を使うことで、より目立たせることができる。他と異なる表現には、一ヶ所だけ色を変える、一ヶ所だけ濃淡の差をつけて濃い色を使うという方法がある。いずれの方法でも**強調する部分以外は、目立たなく地味にしておく**。

グレースケールを使った文字の読みやすさの違い

モノクロの場合にも、背景とその上にのせる色の濃さによって読みやすさが変わる。配布物がモノクロ印刷の場合は、濃淡の差を使うとよい。

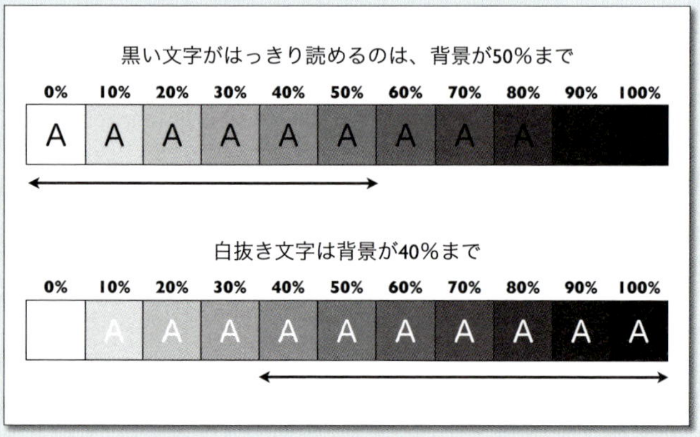

＊数値は、表示するモニタ、プロジェクタ、プリンタ等によって異なる。

◎重要な部分だけに色を使う

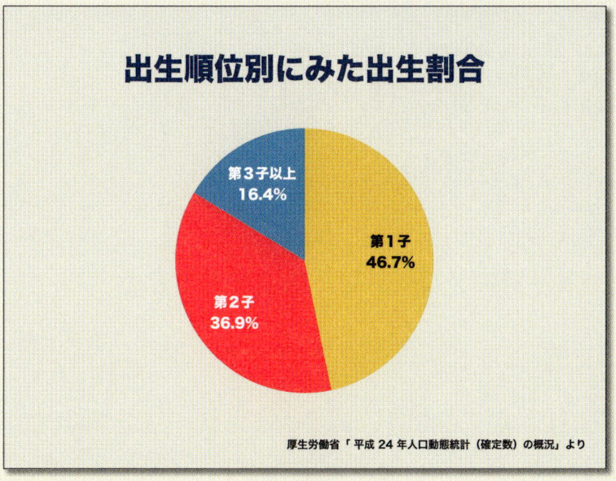

×

◀伝えたい部分を赤で強調しているが、全体のカラフルな色づかいで目立たない

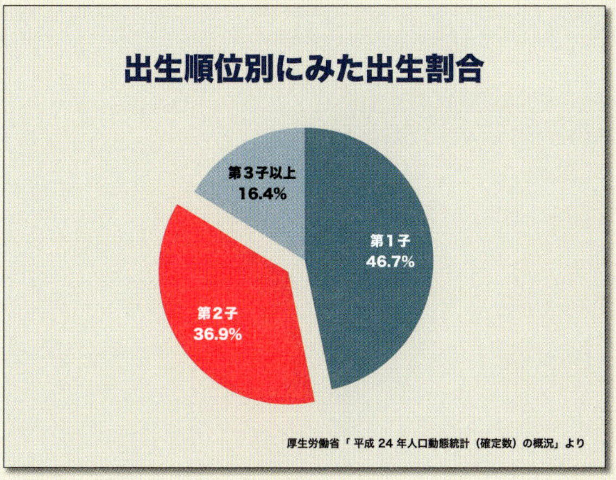

○

◀強調する部分以外は目立たなくすることで目立たせる

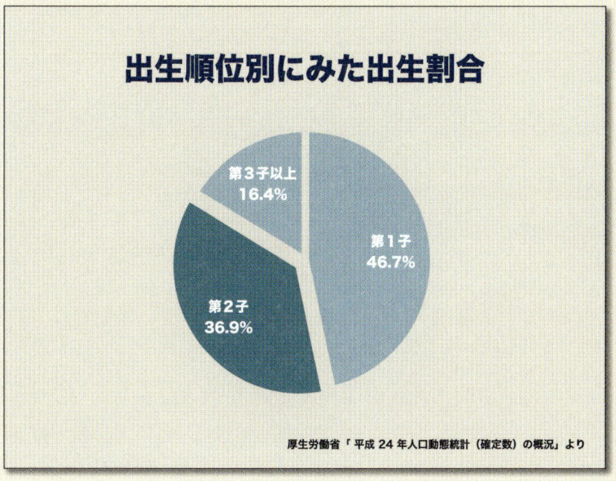

○

◀強調する部分に濃い色を使い、他の部分は同じ系統の薄い色にする（領域がわかるように領域と領域の間に空白を入れている）

19 同系色を使って、カテゴリーを表現する

POINT!

- 同系色はスライドに統一感を与える
- 同系色を使うことでカテゴリーとサブカテゴリーを一度に表現できる

同系色を使えば、違和感を与えることなく、スライドに統一感を持たせることができる。

◎同系色を使い、カテゴリーとサブカテゴリーを表現する①

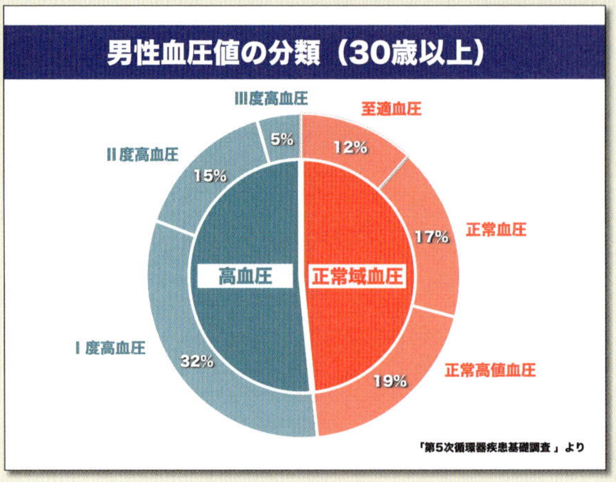

◀同心円状に２つの円グラフを重ね、同系色を使って、内側にカテゴリー、外側にサブカテゴリーを表現する

◎同系色を使い、カテゴリーとサブカテゴリーを表現する②

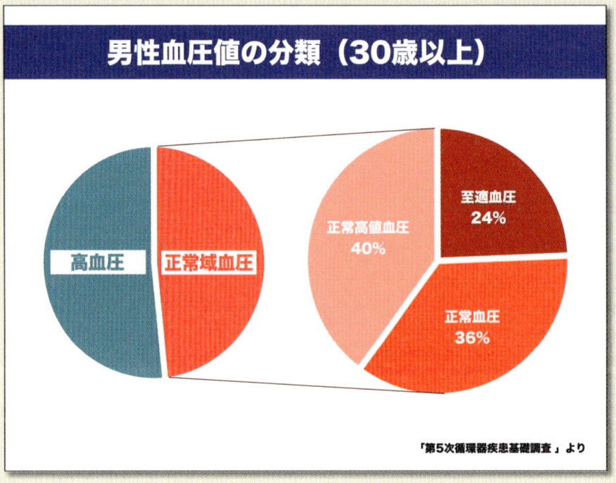

◀２つの円グラフで、全体像と、特定カテゴリーの内訳を表現する

カテゴリーごとに同系色でまとめる

同じ系統の濃淡の違う色を同系色という。たとえば青ならば水色や濃紺、赤ならば桜色や緋色だ。

同系色を使えば一枚のスライドでカテゴリーとサブカテゴリーを表現できる。

左のページの上の図のように、2つの円グラフを重ね、内側のグラフのカテゴリーを濃い色で分け、外側のグラフで、その内訳となるサブカテゴリーを同系色の薄い色で表現したり、左ページの下の図のように、円グラフで取り上げたカテゴリーを、さらに大きく分類できる場合に、その大きな分類ごとに同系色で表現するとわかりやすい。

◎同系色を使い、カテゴリーとさらに大きな分類を表現する

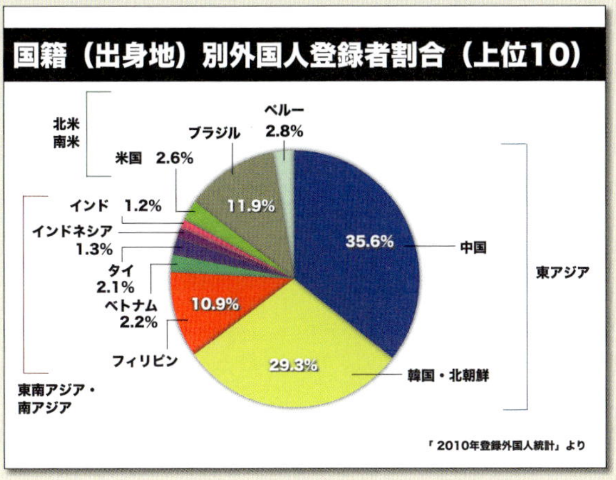

◀東アジア、東南アジア・南アジア、北米南米という分類の文字が添えられているが、国ごとにさまざまな色を使っているため、わかりにくい

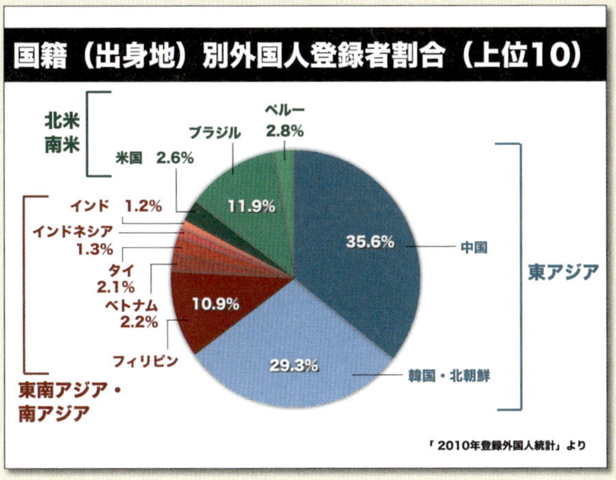

◀各国の色を、東アジアを青、東南アジア・南アジアを赤、北米南米を緑同系色の同系色で表現し、各国ごとの割合とともに、地域ごとの割合を表現する

20 ベースカラー、メインカラー、アクセントカラーで配色する

POINT!

- 色が多すぎると見栄えが悪くなったり、注目すべき部分が埋もれてしまったりする
- 色の数と面積に配慮すれば、全体のバランスを取ることができる

配色テクニックのひとつにベースカラー、メインカラー、アクセントカラーの３色を基本にする方法がある。インテリアのカラーコーディネイトに使われている方法で、スライド作りにも活用できる。

◎色の数を減らし、すっきり見せる

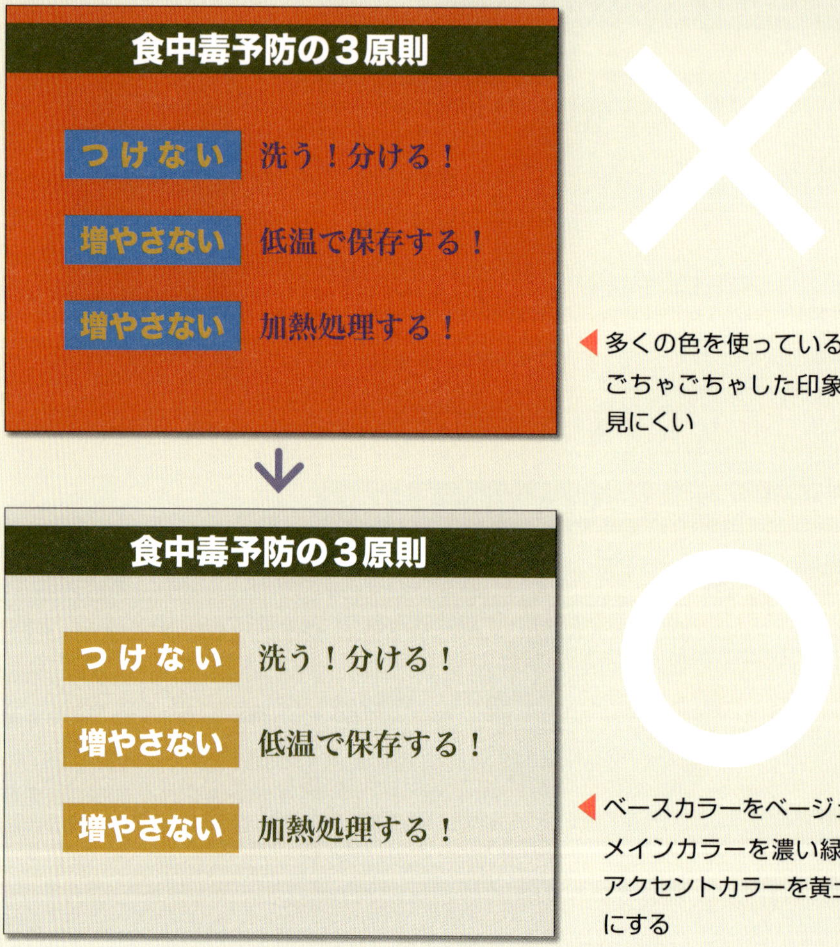
食中毒予防の３原則
つけない 洗う！分ける！
増やさない 低温で保存する！
増やさない 加熱処理する！
食中毒予防の３原則
つけない 洗う！分ける！
増やさない 低温で保存する！
増やさない 加熱処理する！

◀多くの色を使っているが、ごちゃごちゃした印象で、見にくい

◀ベースカラーをベージュに、メインカラーを濃い緑に、アクセントカラーを黄土色にする

色の数を減らすことで、メッセージを強調する

部屋のインテリアでは壁がベースカラー、カーテンやソファがメインカラー、花、絵、小物がアクセントカラーになる。

発表用資料では、ベースカラーはスライド全体のイメージを決定する基調となる色で、背景として最も広い面積を占める。メインカラーは意識して色をつけるときに使う色で、迷うならば、ベースカラーの同系色の濃い目の色にしておくと無難だ。アクセントカラーは最も小さい面積だが、最も目立つ色で、特定の部分に注意をひきつける鮮やかな色を使う。

バランスよく見せるには**ベースカラー、メインカラー、アクセントカラーの面積比を 70%、25%、5% 程度にしておく**。これらの数値は大まかな目安であり、厳密でなくてもよい。

◎色の数を減らし、伝える内容を強調する

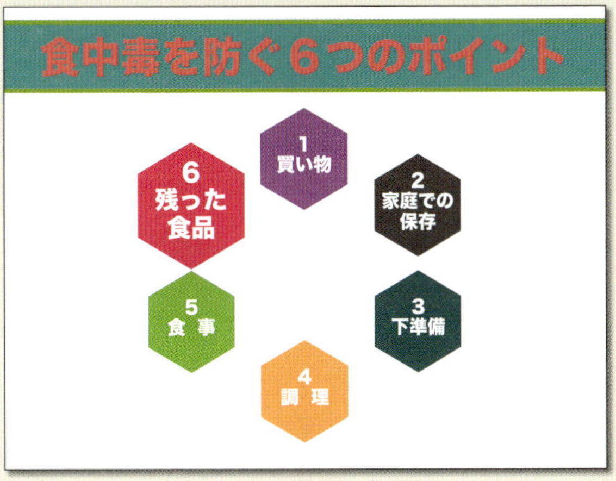

◀特定部分（「6　残った食品」）を強調するため、サイズを大きくしているが、色の多さが邪魔をして、あまり目立たない

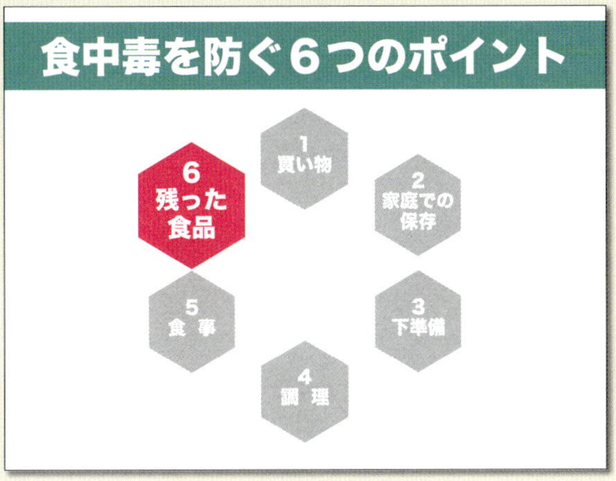

◀強調したい部分だけに、他と違う色を使って目立たせる

21 既存の配色デザインを手本にする

POINT!

- 色づかいは身近にある手本を参考にする
- パソコンの色指定機能で手本の配色そのままを使うことができる
- 身のまわりあるもの、すべてを手本にできる

色づかいは時間を投入すれば、よくなるわけではない。むしろセンスに恵まれていないと、時間をかければかけるほど、うまくいかなくなっていく。センスの有無に左右されず短時間で色を使いこなすには、ゼロから自分で考えるのではなく、身のまわりにあるものを手本にしよう。

色は手本を使う

下の図と、右のページの上の図を見て欲しい。いずれも左は市販の本の表紙、そして右は、表紙の色づかいを手本にしてスライドにしたものだ。このように身近にあるものを参考にして、スライドに色をつけていけば色づかいはうまくいく。

ただし、色はわずかな違いで、美しく見えたり、違和感を感じたりする。見た目の感覚だけで使う色を決めると、微妙な違いで手本のようにうまくいかない。**色づかいを手本とするには、使われている色を正確に把握し、配色していくことがポイントとなる。**

実は正確な色づかいはパソコンの機能を使えば難しくない。Windows パソコンでは、標準で附属しているアクセサリソフト「ペイント」を使う。Mac ならば、

◎本の表紙を色づかいの手本にする①

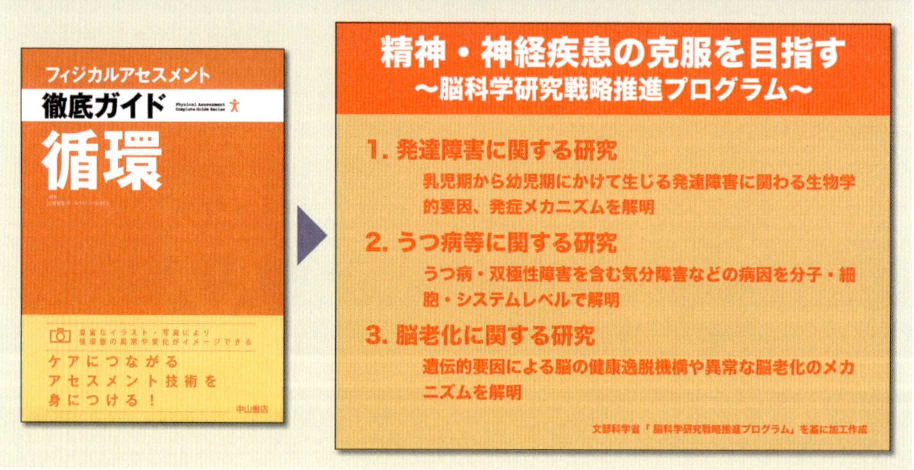

フィジカルアセスメント
徹底ガイド
循環
ケアにつながる
アセスメント技術を
身につける！
中山書店
精神・神経疾患の克服を目指す
～脳科学研究戦略推進プログラム～
1. 発達障害に関する研究
乳児期から幼児期にかけて生じる発達障害に関わる生物学的要因、発症メカニズムを解明
2. うつ病等に関する研究
うつ病・双極性障害を含む気分障害などの病因を分子・細胞・システムレベルで解明
3. 脳老化に関する研究
遺伝的要因による脳の健康逸脱機構や異常な脳老化のメカニズムを解明
文部科学省「脳科学研究戦略推進プログラム」を基に加工作成

◎本の表紙を色づかいの手本にする②

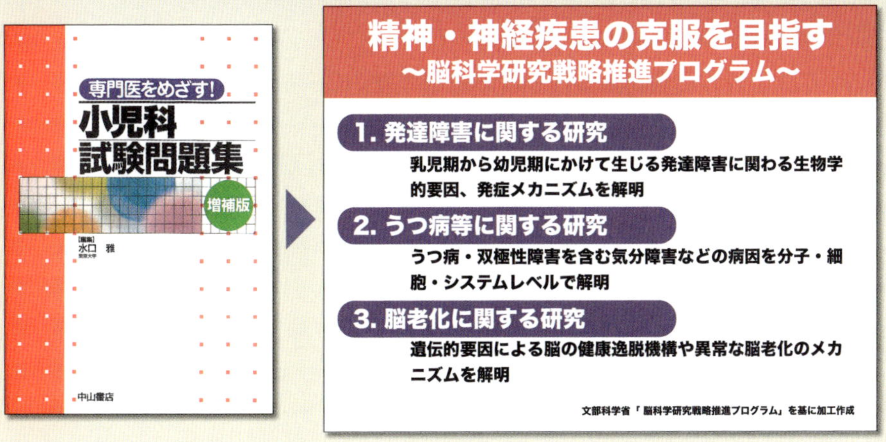

Keynote の機能で、より簡単にできる。

RGB 値で使うことのできる色を増やす

Windows で色を使うには、自分が使うことのできる色の数を増やすことから始める。多くの人は、下に示した方法で色をつけているだろう。しかしこの方法では、

◎一般的な色を指定する方法（Windowsの場合）

1 色を変更するオブジェクトを選択し、[図形の塗りつぶし] ボタンをクリックし、表示されるメニューから [その他の色] をクリックする。

2 表示された [色の設定] ダイアログボックスから指定したい色を選択する。

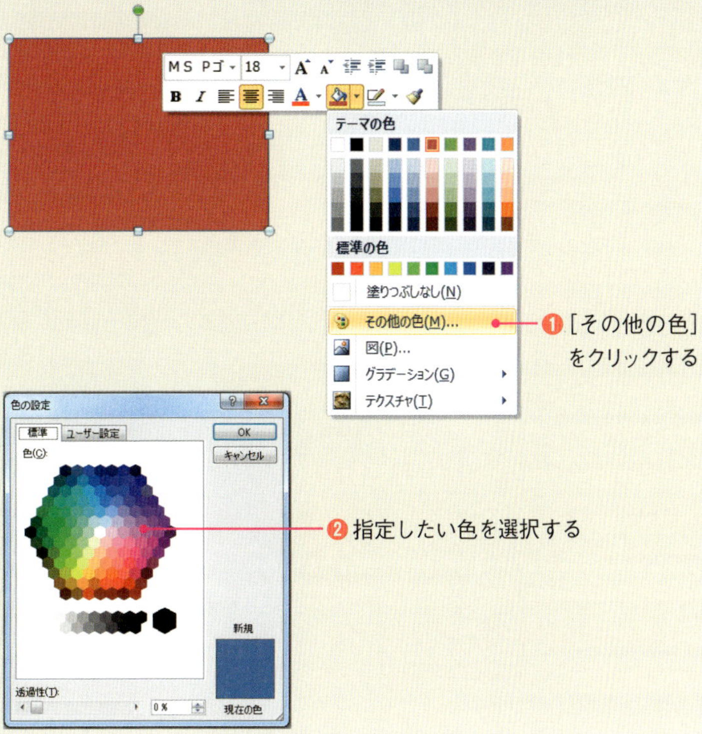

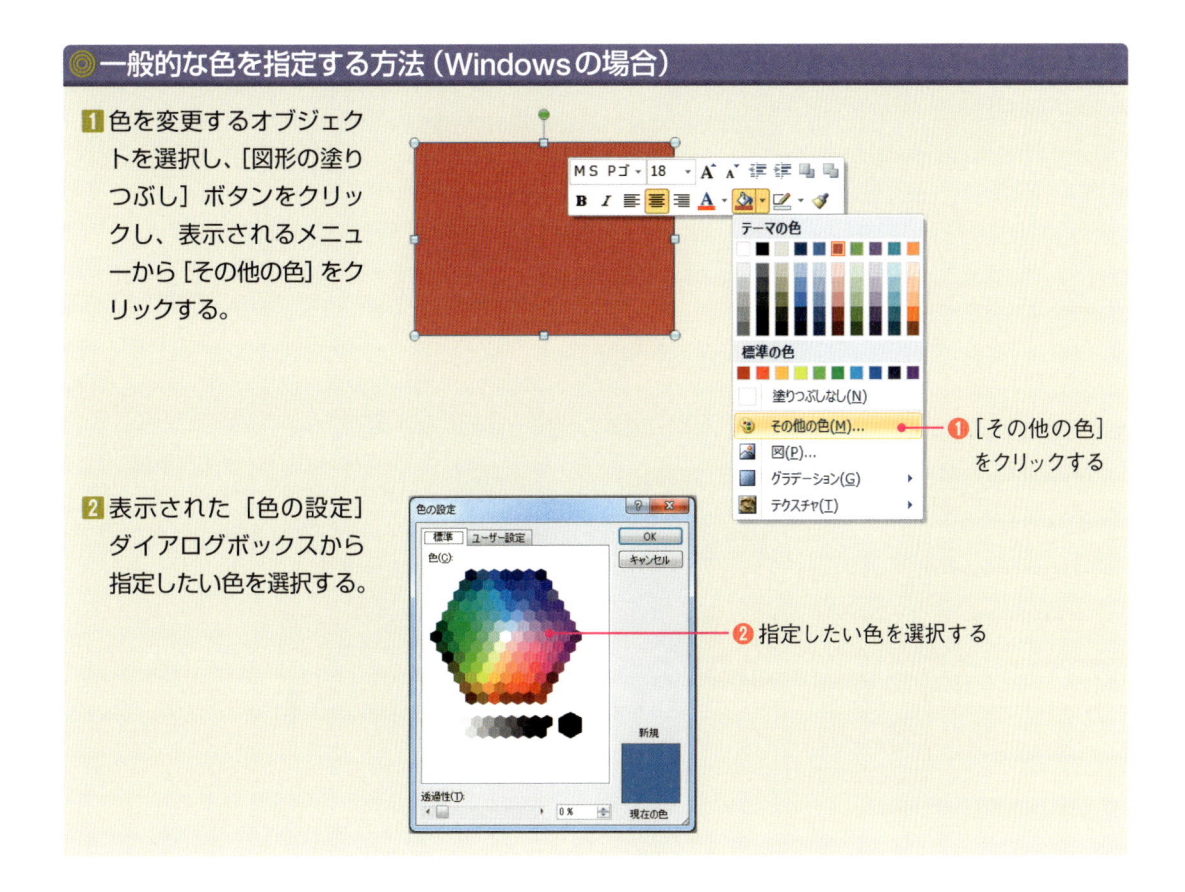

使うことができる色の数は256色までだ。ここから、もう少しだけ手を加えれば、使うことのできる色の数を飛躍的に増やすことができる。

使う数の色を増やすためには、まず色を指定する方法を覚えておこう。**Windowsでは、もっともやさしいもののひとつがRGB値を使う方法だ。**RGB値はR（赤）、G（緑）、B（青）という光の三原色を使ったもので、テレビやカラーモニタという発光体で使われている。RGB、それぞれの度合いを0から255の値で表し、RGBの三つすべてが0であれば光のない状態で黒、すべてが最大値の255であれば白となる。この方法で表すことのできる色の数は1,677万7,216色（=256×256×256）となる。

このRGB値を使えば、身のまわりのさまざまなものを色づかいの手本にできる。

手本から色を抜き出す

それではWindowsで、手本をもとに色を使う方法について説明しよう。手順は次のとおり。

[1] 手本に使われている色のRGB値を調べる
（Windowsのアクセサリソフト［ペイント］を使う）

[2] RGB値を使って、スライドに色をつける

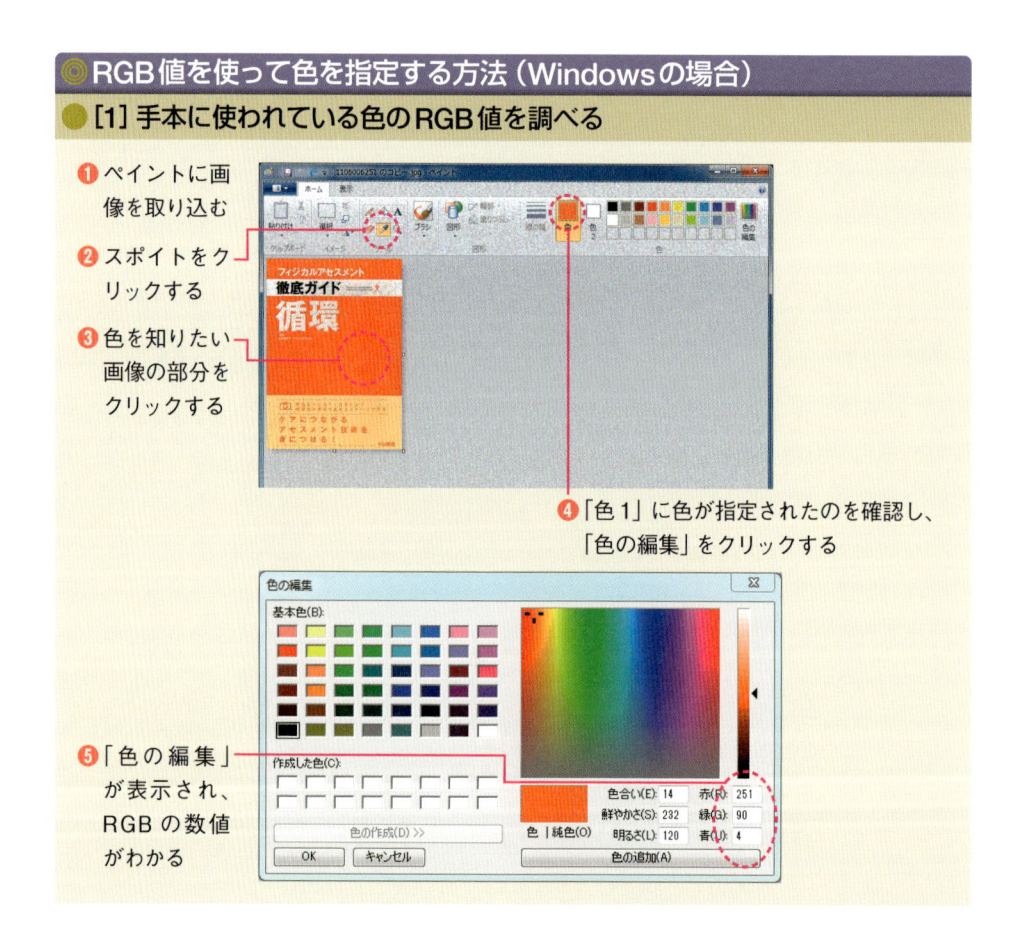

◎RGB値を使って色を指定する方法（Windowsの場合）

●[1] 手本に使われている色のRGB値を調べる

❶ペイントに画像を取り込む

❷スポイトをクリックする

❸色を知りたい画像の部分をクリックする

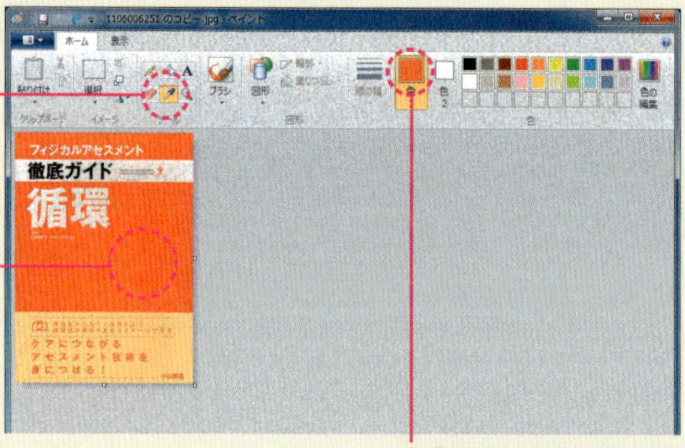

❹「色1」に色が指定されたのを確認し、「色の編集」をクリックする

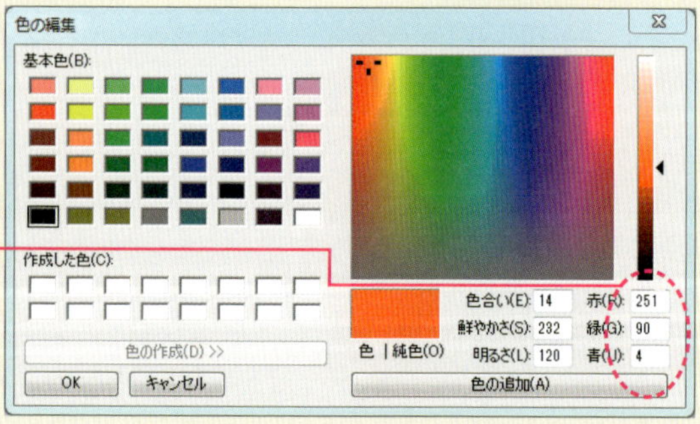

❺「色の編集」が表示され、RGBの数値がわかる

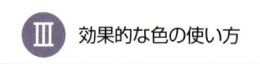

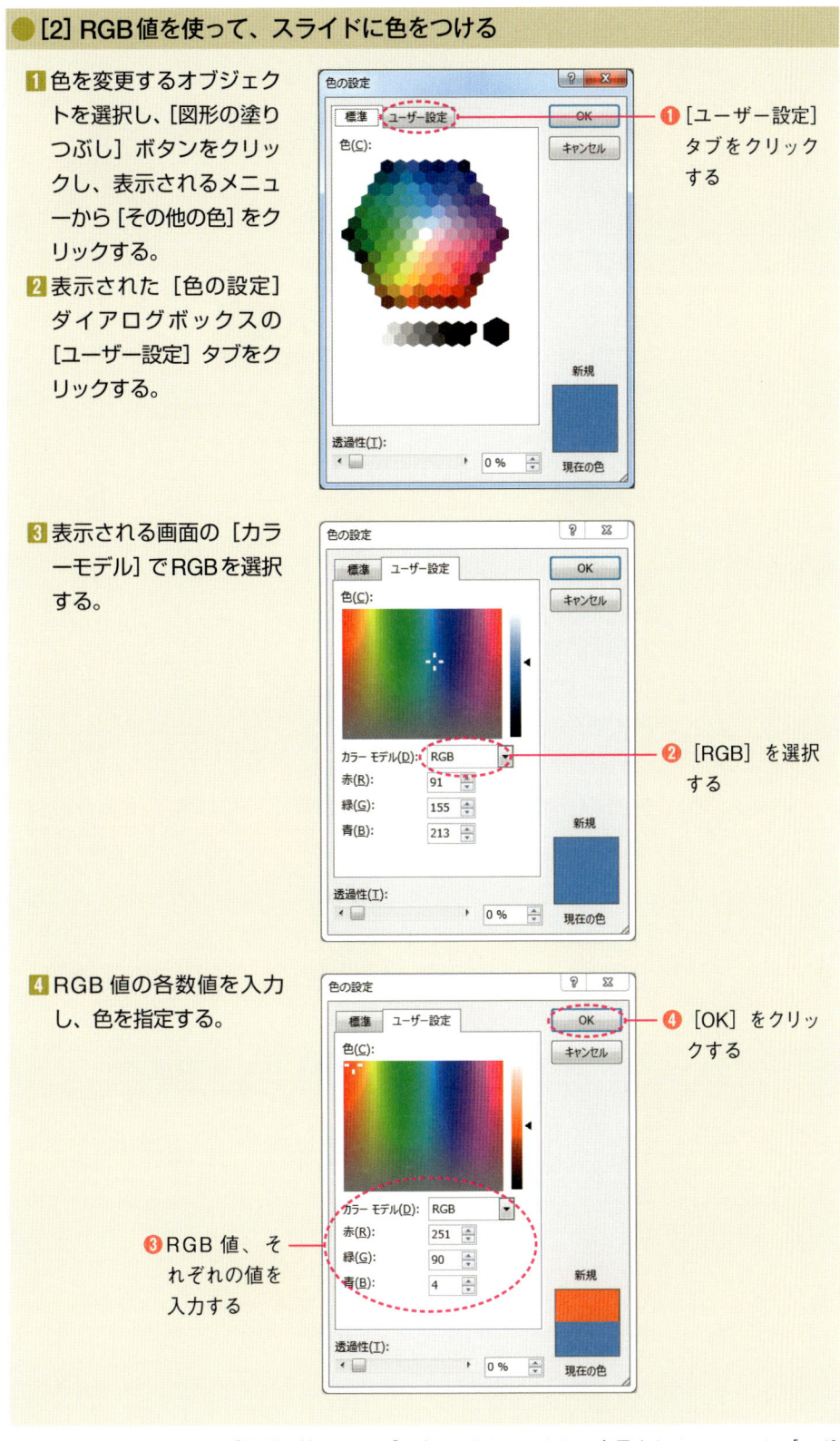

[2] RGB値を使って、スライドに色をつける

1 色を変更するオブジェクトを選択し、[図形の塗りつぶし] ボタンをクリックし、表示されるメニューから [その他の色] をクリックする。

2 表示された [色の設定] ダイアログボックスの [ユーザー設定] タブをクリックする。

❶ [ユーザー設定] タブをクリックする

3 表示される画面の [カラーモデル] でRGBを選択する。

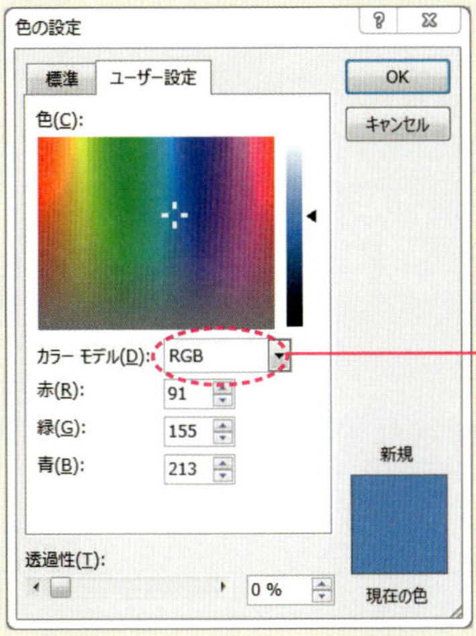

❷ [RGB] を選択する

4 RGB値の各数値を入力し、色を指定する。

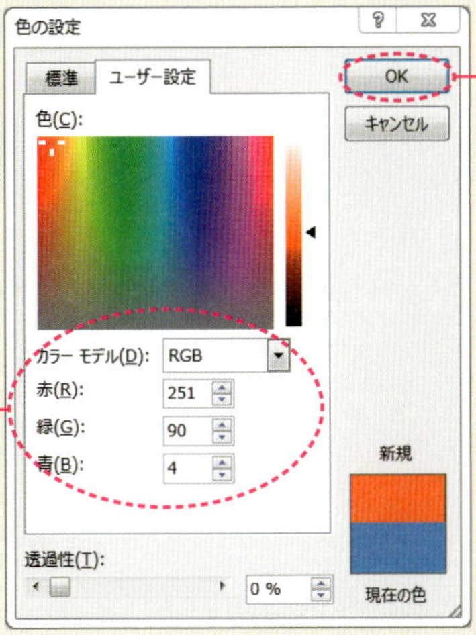

❸ RGB値、それぞれの値を入力する

❹ [OK] をクリックする

＊ PowerPoint2013では [図形の塗りつぶし] ボタンをクリックし、表示されるメニューに [スポイト] が加わり、PowerPointに取り込んだ画像であれば、次ページのKeynoteと同様の手順で色を使うことができるようになった。

◎RGB値を使って色を指定する方法（Apple Keynoteの場合）

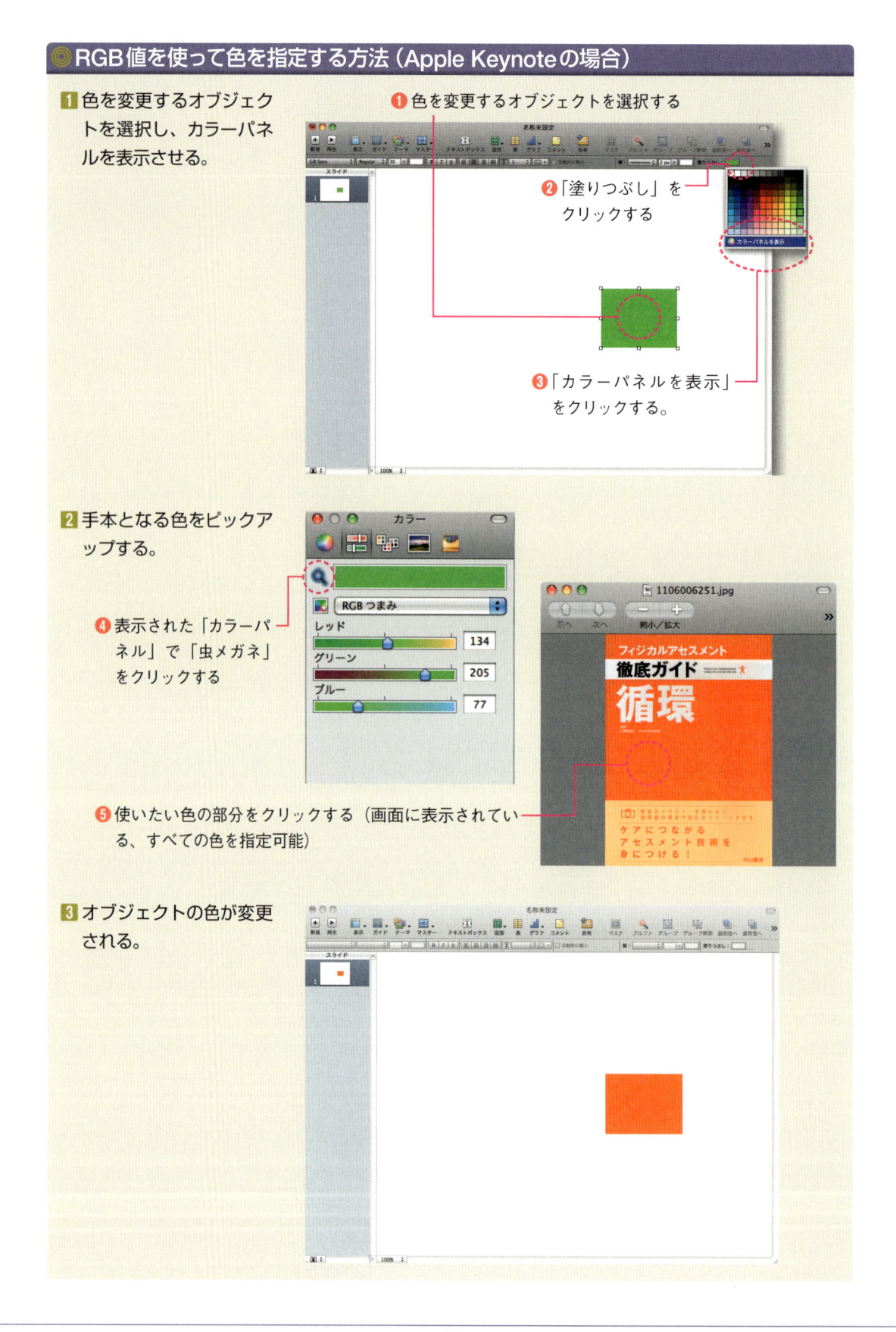

1 色を変更するオブジェクトを選択し、カラーパネルを表示させる。

❶色を変更するオブジェクトを選択する

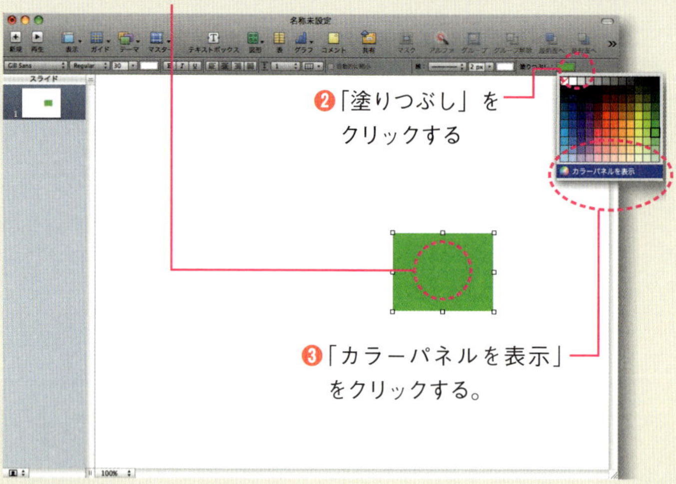

❷「塗りつぶし」をクリックする

❸「カラーパネルを表示」をクリックする。

2 手本となる色をピックアップする。

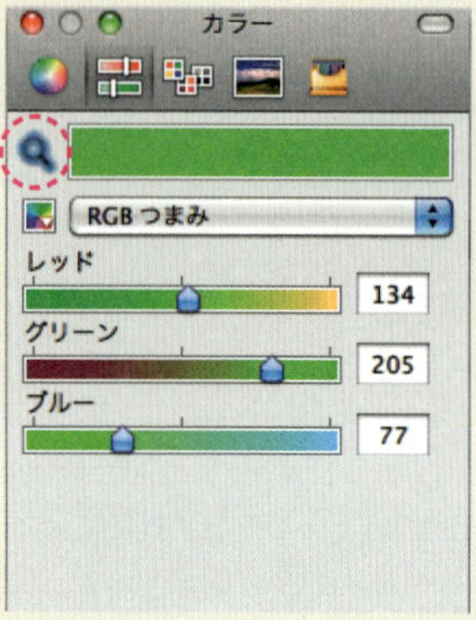

❹表示された「カラーパネル」で「虫メガネ」をクリックする

❺使いたい色の部分をクリックする（画面に表示されている、すべての色を指定可能）

3 オブジェクトの色が変更される。

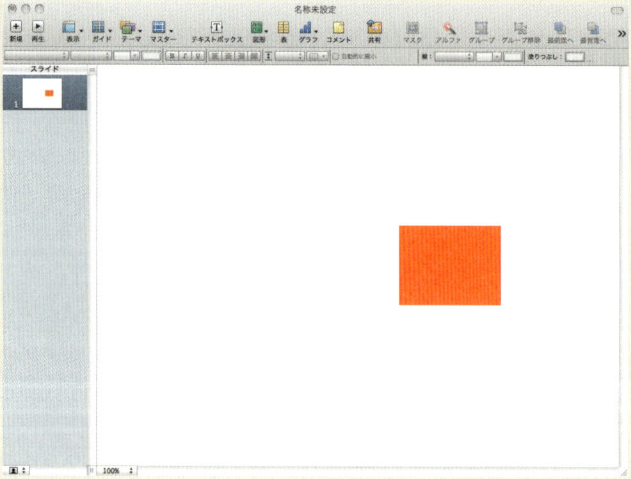

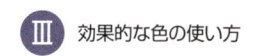

あらゆるものを手本にできる

こうした方法を使えば、身のまわりにあるものを写真に撮ってパソコンに取り込み、色づかいの手本にできる。

◎身の回りのデザインを手本にして配色する

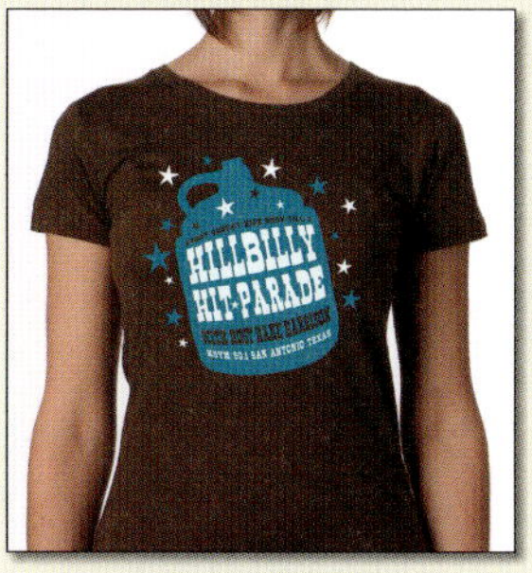
HILLBILLY
HIT-PARADE

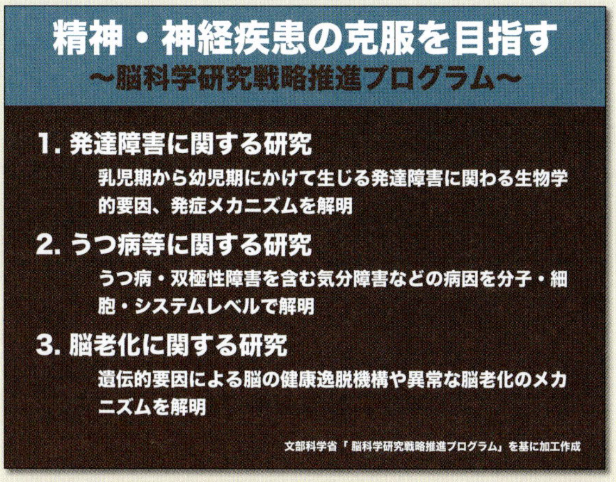
精神・神経疾患の克服を目指す
～脳科学研究戦略推進プログラム～
1. 発達障害に関する研究
乳児期から幼児期にかけて生じる発達障害に関わる生物学的要因、発症メカニズムを解明
2. うつ病等に関する研究
うつ病・双極性障害を含む気分障害などの病因を分子・細胞・システムレベルで解明
3. 脳老化に関する研究
遺伝的要因による脳の健康逸脱機構や異常な脳老化のメカニズムを解明
文部科学省「脳科学研究戦略推進プログラム」を基に加工作成

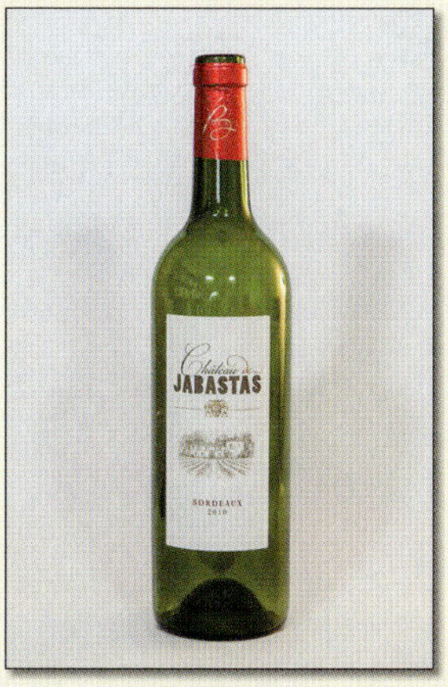
JABASTAS
BORDEAUX

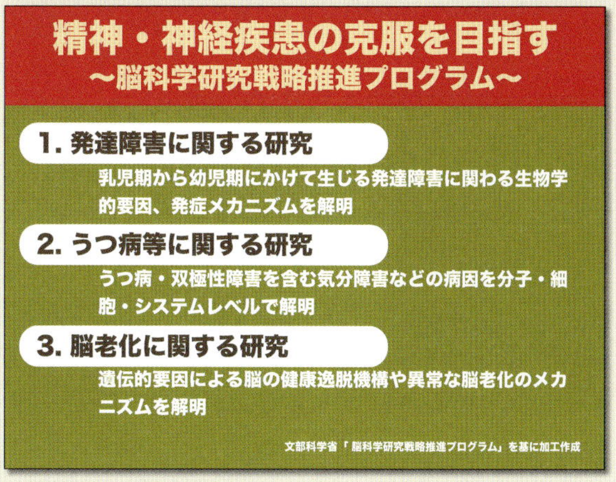
精神・神経疾患の克服を目指す
～脳科学研究戦略推進プログラム～
1. 発達障害に関する研究
乳児期から幼児期にかけて生じる発達障害に関わる生物学的要因、発症メカニズムを解明
2. うつ病等に関する研究
うつ病・双極性障害を含む気分障害などの病因を分子・細胞・システムレベルで解明
3. 脳老化に関する研究
遺伝的要因による脳の健康逸脱機構や異常な脳老化のメカニズムを解明
文部科学省「脳科学研究戦略推進プログラム」を基に加工作成

photo by H. Michael Karshis Licensed under CC-BY 3.0 Unported
photo by Anna & Michal Licensed under CC-BY 3.0 Unported

◎上のスライドで使っている色の組み合わせ

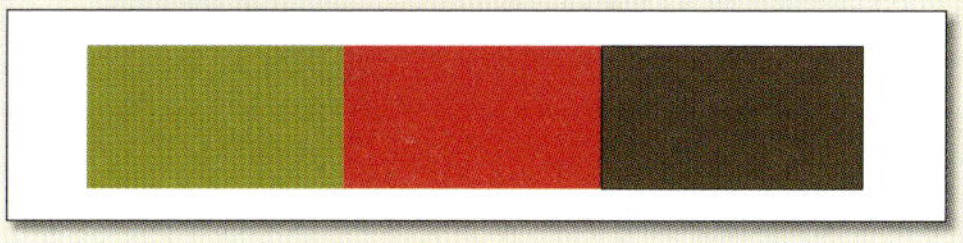

22 対象世代別配色テクニック①（幼児、子ども）

POINT!

- 色は取り上げる内容に印象を合わせると効果的
- 子ども向けの内容は原色に近い色を使う

色の与える印象は、内容と一致させておいたほうがよい。ここでは世代別の印象に応じた配色を紹介しよう。

◎幼児向けはかわいらしさを感じられる色づかい

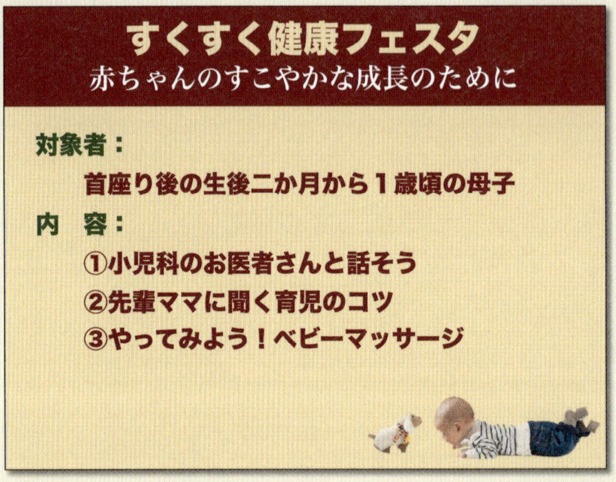

✕

◀落ち着いた印象となり、すこやかをうたっている内容には合わない

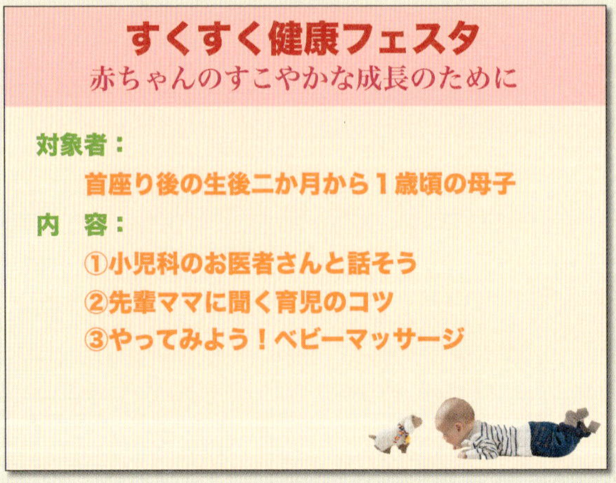

○

◀パステル調の色を使って、かわいらしさを強調する

タイトル文字　R=229　G=26　B=55
サブタイトル文字　R=233　G=40　B=122
見出しの文字　R=133　G=197　B=57
本文の文字　R=253　G=146　B=41
タイトルの下地　R=255　G=204　B=204
背景　R=255　G=224　B=228

photo by Thomas Licensed under CC-BY 3.0 Unported

幼児向けはかわいらしく、子ども向けは元気で活発に

幼児に関連した内容であれば、見た目にもかわいらしさを強調する色づかいにしよう。淡いピンクや黄緑色、クリーム色などパステル調の色を使うとよい。

子どもに関連した内容であれば、幼児よりも、元気で活発な印象を与える色づかいがふさわしい。原色に近い色、混じりけのない濃い色を使うとよい。

◎子ども向けは元気さを感じられる色づかい

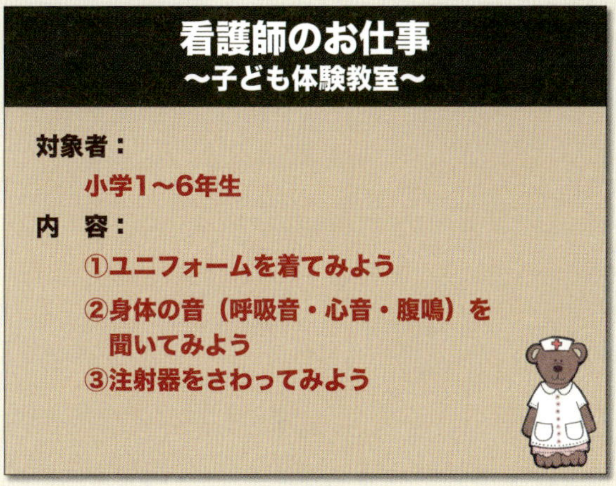

◀くすんだ色づかいで、元気さにも活発さにも欠け、子どもらしさが感じられない

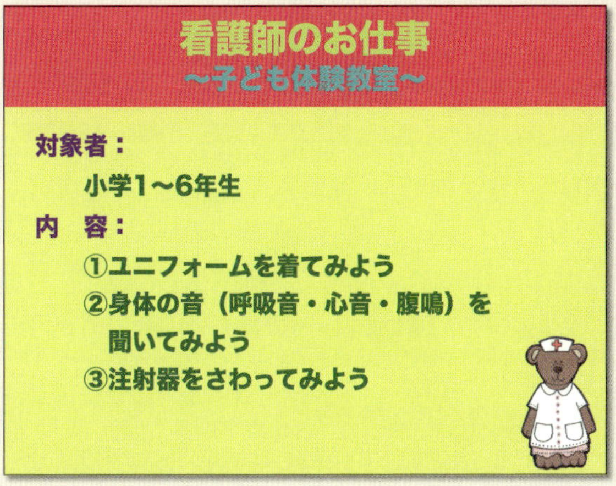

◀元気で活発、子ども向けの楽しそうな雰囲気にする

タイトル文字　R=222　G=254　B=64
サブタイトル文字　R=30　G=210　B=204
見出しの文字　R=152　G=18　B=192
本文の文字　R=9　G=131　B=26
タイトルの下地　R=239　G=73　B=119
背景　R=255　G=252　B=93

23 対象世代別配色テクニック②（若者、シニア）

POINT!

▶若者向けの内容は鮮やかな色を使う

▶シニア向けの内容は深みのある色を使う

◎若者向けは活動的に感じられる色づかい

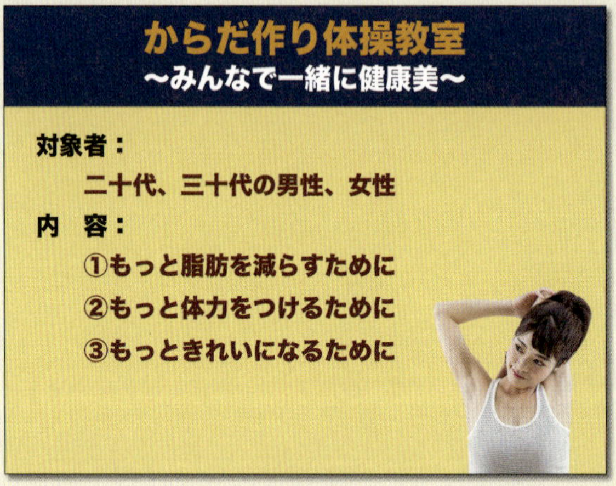
からだ作り体操教室
〜みんなで一緒に健康美〜
対象者：
二十代、三十代の男性、女性
内　容：
①もっと脂肪を減らすために
②もっと体力をつけるために
③もっときれいになるために

×

◀落ち着いた印象の色づかいで、活動的からはほど遠い

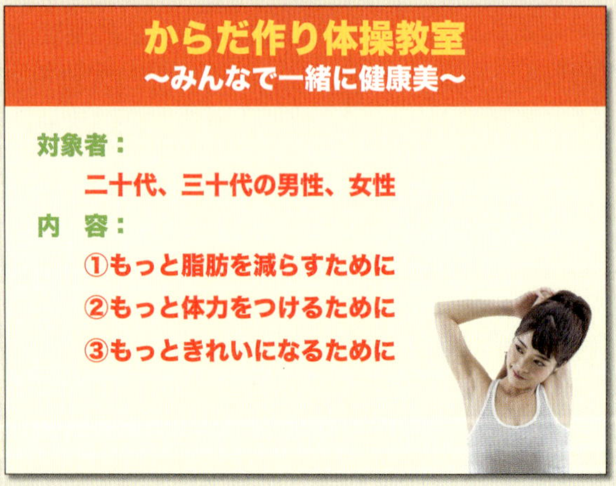
からだ作り体操教室
〜みんなで一緒に健康美〜
対象者：
二十代、三十代の男性、女性
内　容：
①もっと脂肪を減らすために
②もっと体力をつけるために
③もっときれいになるために

○

◀鮮やかな色、明るい色を使って、力強さや躍動感を出す

タイトル文字　R=255　G=229　B=0

サブタイトル文字　R=255　G=255　B=255

見出しの文字　R=122　G=192　B=80

本文の文字　R=255　G=30　B=22

タイトルの下地　R=238　G=86　B=36

背景　R=255　G=252　B=212

©milatas-Fotolia

若者向けは活発に、シニア向けは落ち着きを

若者に関連した内容であれば活動的な印象を与える色づかいにしよう。鮮やかな黄色やオレンジ、赤など明るい色を使い、力強さや躍動感を強調する。爽やかな青や明るい緑を使うこともできる。

シニアに関連した内容であれば、落ち着いた穏やかな色づかいにする。彩やかな色よりも、やさしさや成熟を印象づけ、やわらかい印象を与える茶色や深い緑など深みのある色を使う。

シニア向けは落ち着きを感じられる色づかい

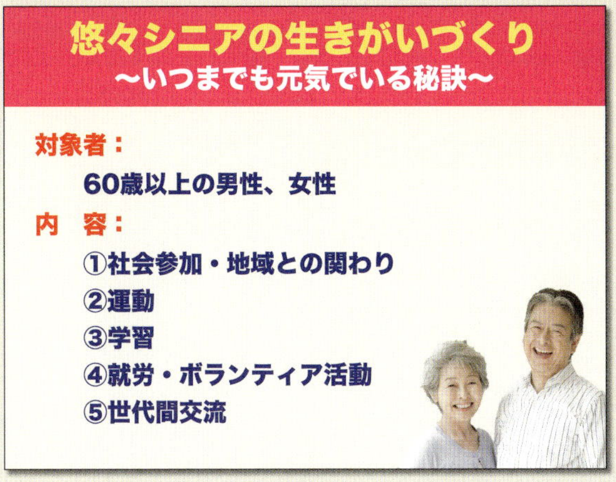

✕ にぎやかで軽い印象があるので、シニアには向いていない

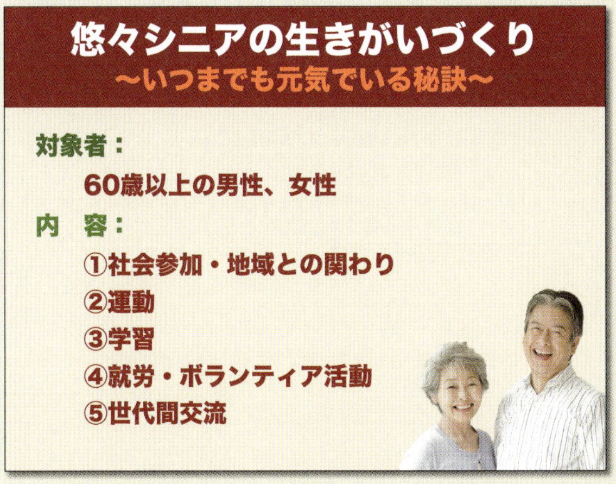

○ やわらかく落ち着いた色づかいにする

タイトル文字　R=255　G=255　B=255
サブタイトル文字　R=253　G=124　B=44
見出しの文字　R=64　G=128　B=0
本文の文字　R=165　G=28　B=40
タイトルの下地　R=160　G=15　B=22
背景　R=244　G=232　B=215

24 配色パターンサンプル

POINT!

▶気に入ったパターンはテンプレートとして登録し、使い回せるようにしておく（保存するときに［名前を付けて保存］ダイアログボックスで［ファイルの種類］から［PowerPointテンプレート（*.potx）］を選択する）

RGB値を使って、配色パターンを作成する

ここでは配色パターンのサンプルをあげておく。それぞれRGB値を記すので、スライドを作るときに参考にして欲しい。

◎サンプルの見方

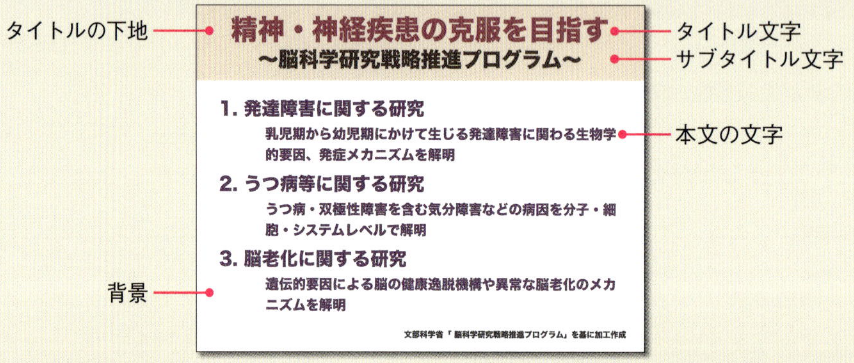

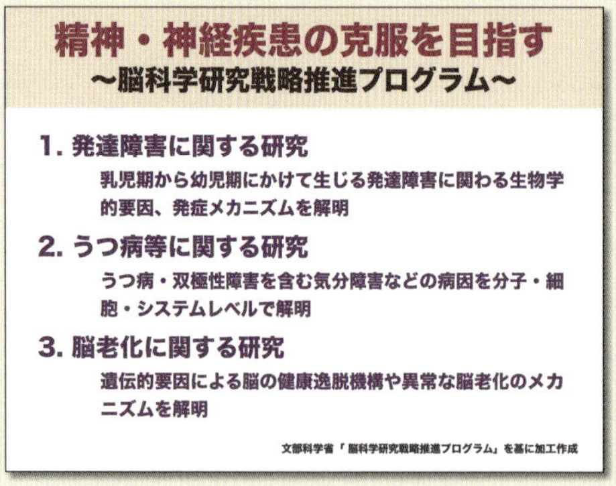

タイトル文字　R=169　G=78　B=105
サブタイトル文字　R=78　G=67　B=62
本文の文字　R=116　G=77　B=133
タイトルの下地　R=244　G=232　B=215
背景　R=255　G=255　B=255（白）

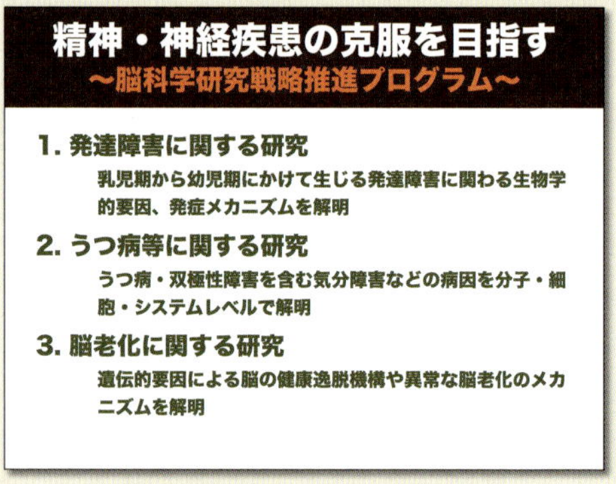

タイトル文字　R=255　G=255　B=255（白）
サブタイトル文字　R=243　G=122　B=47
本文の文字　R=85　G=106　B=54
タイトルの下地　R=66　G=21　B=0
背景　R=255　G=255　B=255（白）

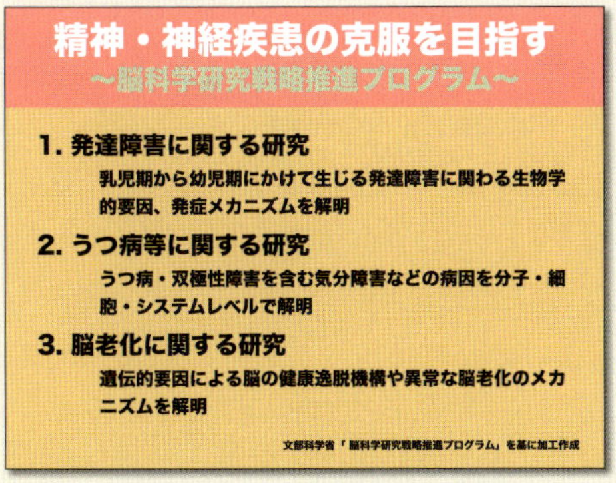

タイトル文字　R=255　G=255　B=255（白）
サブタイトル文字　R=215　G=231　B=175
本文の文字　R=0　G=0　B=0（黒）
タイトルの下地　R=252　G=138　B=140
背景　R=252　G=212　B=117

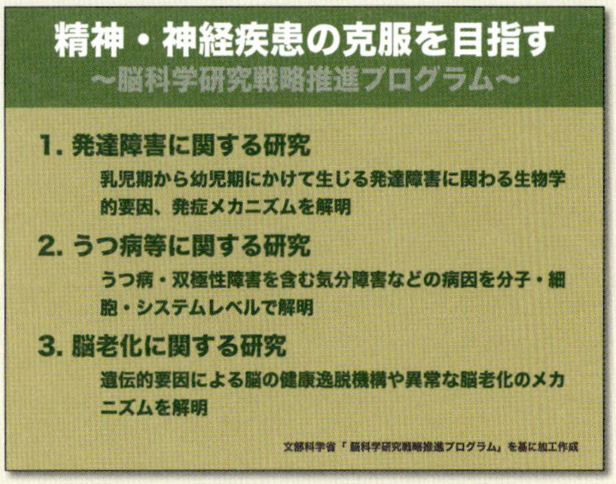

タイトル文字　R=255　G=255　B=255（白）
サブタイトル文字　R=167　G=185　B=159
本文の文字　R=0　G=105　B=47
タイトルの下地　R=88　G=143　B=69
背景　R=214　G=198　B=119

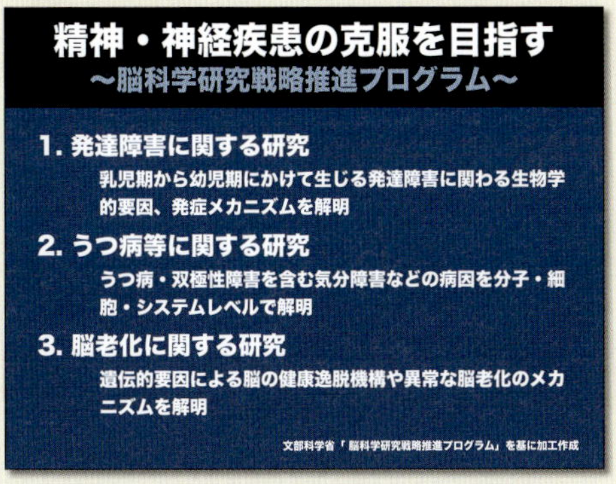

タイトル文字　R=255　G=255　B=255（白）
サブタイトル文字　R=151　G=190　B=222
本文の文字　R=255　G=255　B=255（白）
タイトルの下地　R=0　G=0　B=47
背景　R=0　G=81　B=132

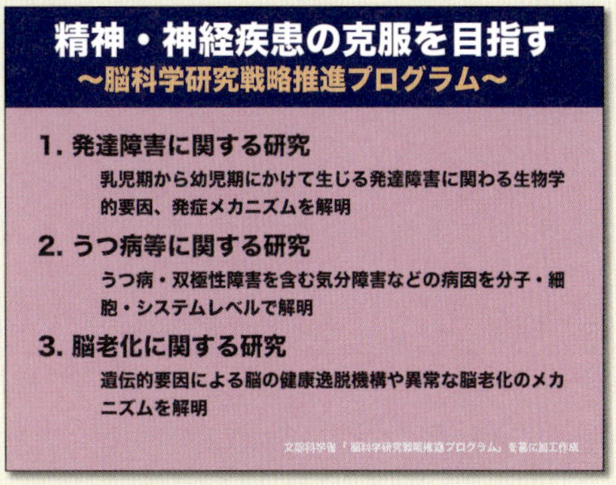

タイトル文字　R=255　G=255　B=255（白）
サブタイトル文字　R=249　G=195　B=133
本文の文字　R=35　G=35　B=35
タイトルの下地　R=29　G=32　B=136
背景　R=227　G=174　B=206

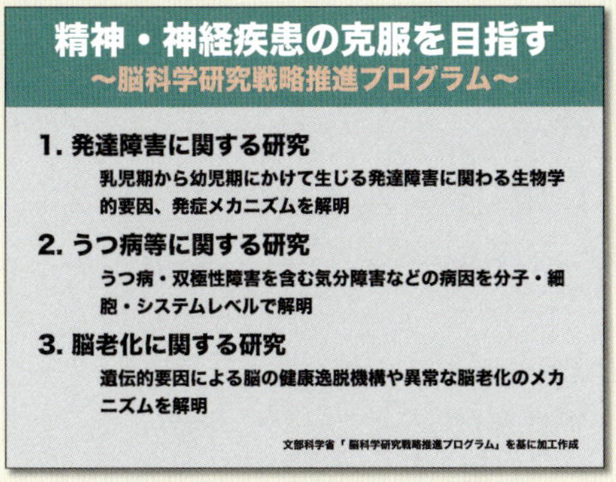

タイトル文字　R=255　G=255　B=255（白）
サブタイトル文字　R=248　G=197　B=172
本文の文字　R=0　G=0　B=0（黒）
タイトルの下地　R=0　G=162　B=154
背景　R=221　G=221　B=221

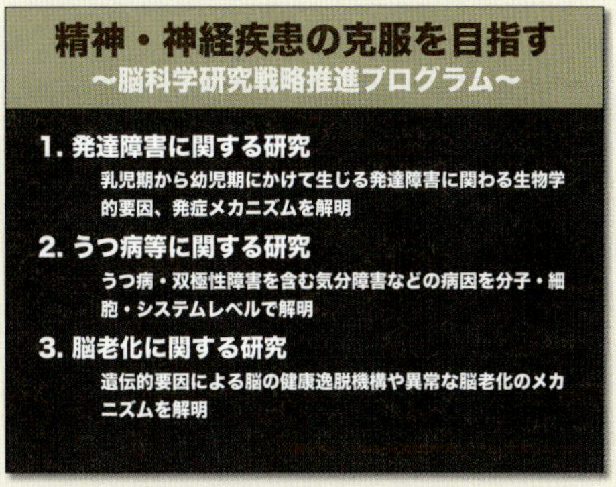

タイトル文字　R=77　G=54　B=8
サブタイトル文字　R=245　G=245　B=239
本文の文字　R=253　G=253　B=253
タイトルの下地　R=178　G=177　B=131
背景　R=54　G=52　B=47

TED—事例に学ぶ

インターネットを使ったサービス「TED トーク」は、さまざまなテーマについての発表やプレゼンテーションを行っている動画映像で、登録手続きなしに無償で見ることができる。TED（テッド）は、Technology Entertainment Designの頭文字を取った団体で、さまざまな分野の人物がプレゼンテーションするイベント「TED カンファレンス」を主催している。

この「TED カンファレンス」などで行われるプレゼンテーション動画を無料配信しているのが、「TED トーク」だ。

TED のホームページを開くと、膨大な数のプレゼンテーションがリストアップされているが、いずれも短いもので数分間、長くても三十分程度で、専門家以外の一般の人にもわかりやすく説明しているのが特徴だ。スピーカーは、ジェームズ・ワトソン（DNA の二重螺旋構造の共同発見者、ノーベル賞受賞者）、ビル・クリントン（元米国大統領）、アル・ゴア（元米国副大統領）、ビル・ゲイツ（Microsoftの創設者）といった有名人や各分野の専門家もいて、そのなかには医師や研究者、患者によって医療やヘルスケアについて語られているものも多くある。またそれ以外の分野のものでも、知的なエンターテインメントとして楽しんだり、英語の習得に役立てることもできる。iPhone やアンドロイドといったスマートフォン向けの無料専用アプリもあるので、気になるコンテンツをダウンロードして、すき間時間に見ることも可能だ。

有志の手によって日本語字幕がつけられたコンテンツも数多くあり、TED の日本語ページ（http://www.ted.com/talks?language=ja）では、画面の説明が日本語で表示される。本家のTED（http://www.ted.com/）では画面の説明は英語だが、日本語の字幕（Subtitles）のついたコンテンツも見ることができる（どちらのページも日本語での検索はできない〈執筆時点〉）。

医療関係のコンテンツの例をいくつかあげておく（行末は時間）。

- **キャリー・マリス（ノーベル賞化学者）Kary Mullis**
  「危険な感染症に対する次世代治療法について」（04：33）
- **ラリー・ブリリアント（医師、免疫学者）Larry Brilliant**
  「ラリー・ブリリアントが挑むパンデミック阻止」（25：54）
- **ハンス・ロスリング（医師、公衆衛生学者）Hans Rosling**
  「ハンス・ロスリングのHIV 考察：新たな事実と驚愕のビジュアルデータ」（10：00）
- **ブライアン・ゴールドマン（救急救命医）Brian Goldman**
  「医師も失敗する。そのことを語ってもよいだろうか？」（19：29）
- **エイブラハム・バルギーズ（医師・作家）Abraham Verghese**
  「医師の手が持つ力」（18：32）

Ⅳ

表とグラフ

—ありきたりの表現から脱却する

25 表とグラフを使い分ける

POINT!

- 表は罫線で区切ることによって要素の持つ意味や構造を表わすが、発表資料では表現の工夫が必要
- グラフは数値を視覚的に表現し、数値の持つ意味を直感的に理解できる

数値をビジュアルで表現する主な方法として表とグラフがあり、同じ数値を、この二つの方法で表現できる。どう使い分けたらよいだろうか。

表を使って事実を共有したり、根拠がはっきりしていることを伝える

表は取り上げる要素を罫線によって整理する。数値以外の文字や「○」や「△」「×」といった記号を扱うこともできる。

発表で表を使えばデータを相手と共有したり、きちんとデータを取ったうえで分析し、そこから得られた結果であることを強調したりできる。しかし、視覚的なインパクトは弱く、見にくく、理解しにくく、印象に残りにくい。表を使ったスライドを続けて見せられれば数値を読み取ることに集中するあまり説明に耳を傾けることがおろそかになりやすい。発表資料に**表を使う場合には文字を大きめにしたり、見やすさを工夫して使う必要がある。**

具体的なテクニックについては、次項以降で説明しよう。

グラフを使って数値の持つ意味を直感的に伝える

一方、**グラフは数値の持つ意味を直感的に伝え、視覚的なインパクトが強く目をひく。**

たとえば、右のページの一番上の表を見ても何が起こっているか、すぐには把握できないだろう。こうした表を発表の場で使えば、相手が説明を聞いて、あらためて数値を読み取ろうとしても、理解する前にスライドが切り替わってしまったということが起こる。

ところが同じ数値を使った真ん中のグラフを見れば、要素のうち赤がひとつだけ（この場合は静岡県）がほとんど変化していないことを直感的に理解できる。

発表でグラフを使う場合には、こうした特徴をできるだけ生かす表現を心がけよう。具体的なテクニックは後ほど取り上げる。

◎表は短時間で意味が伝わりにくい

東海四県の病院数の推移

年度	'93	'96	'99	'02	'05	'08	'11
愛 知	442	394	374	365	350	334	327
岐 阜	135	121	116	112	110	103	104
三 重	126	120	118	117	113	108	102
静 岡	182	183	180	182	189	184	186

各年10月1日　厚生労働省「平成25年医療施設（動態）調査」より

×

◀数値を見ても、特徴はつかみにくい

◎グラフは数値の持つ意味がひと目でわかる①

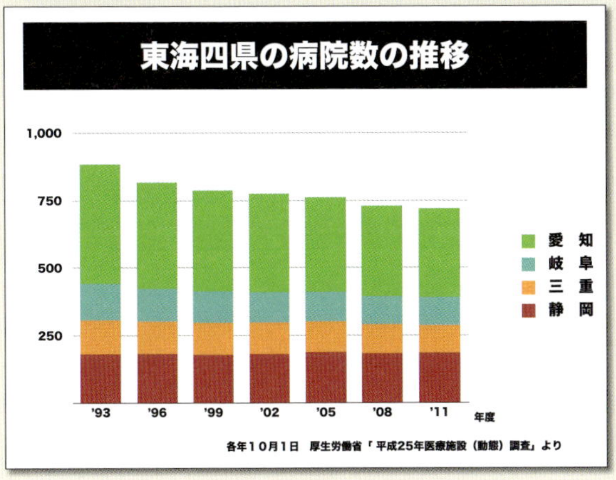

○

◀他県が減少している中、静岡県（赤の部分）だけがほとんど増減がないことがわかる

◎グラフは数値の持つ意味がひと目でわかる②

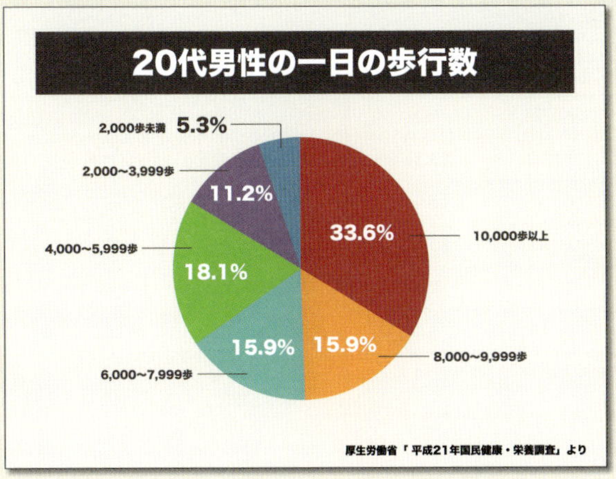

○

◀人が8,000歩以上歩いている（上位二つの赤色と橙色）部分が、ほぼ半分を占めることが一目瞭然

26 表は罫線を減らして見やすくする

POINT!

- 表は、罫線を減らして使う
- 行ごとに濃淡や色の違いをつける方法も有効

前項で、表は発表用の資料の表現手段として大きなマイナスがあることを説明した。使う場合には、こうしたマイナスをできるだけ減らし、見やすくなるよう工夫しよう。

罫線を減らせば、すっきり見える

表が見にくく、理解しにくく、印象に残りにくくなってしまう最も大きな原因は罫線にある。表は取り上げる要素を罫線を使って整理するが、この罫線が発表の場で数値や文字、記号を見ようとするときに視覚的な邪魔になる。

見やすいものにするためには、邪魔な要素はなるべく少ないほうがよいので罫線を減らしてしまおう。**罫線が少なくても文字の配置が揃っていれば、人の目には表として映る。**例を右ページにあげておく。

また行単位に色の濃淡や違いをつけ、線でなく面で区切る方法も効果的だ。右ページの一番下の例を見てほしい。

◎表は見にくく、理解しにくく、印象に残りにくい

年齢［3区分］別人口の割合［%］

	0〜14歳	15〜64歳	65歳以上
世界	26.6	65.7	7.7
日本	12.9	62.1	25.1
アメリカ合衆国	19.8	67.1	13.1
ドイツ	13.4	65.8	20.8
中国	18.1	73.5	8.4
インド	30.2	64.8	5.1

内閣府「平成26年版少子化社会対策白書」より

×

◀発表用資料としてはどうしても文字が小さく見にくくなりがち

◎罫線を減らしてすっきり見せる

年齢［3区分］別人口の割合［%］

	0～14歳	15～64歳	65歳以上
世界	26.6	65.7	7.7
日本	12.9	62.1	25.1
アメリカ合衆国	19.8	67.1	13.1
ドイツ	13.4	65.8	20.8
中国	18.1	73.5	8.4
インド	30.2	64.8	5.1

内閣府「平成26年版少子化社会対策白書」より

◀縦の罫線を取ることによってすっきり見せる

◎罫線を思い切って減らしても表として通用する

年齢［3区分］別人口の割合［%］

	0～14歳	15～64歳	65歳以上
世界	26.6	65.7	7.7
日本	12.9	62.1	25.1
アメリカ合衆国	19.8	67.1	13.1
ドイツ	13.4	65.8	20.8
中国	18.1	73.5	8.4
インド	30.2	64.8	5.1

内閣府「平成26年版少子化社会対策白書」より

◀罫線がほとんどなくても、文字の配置が揃っているため表に見える

◎濃淡の違いを活用してすっきり見せる

年齢［3区分］別人口の割合［%］

	0～14歳	15～64歳	65歳以上
世界	26.6	65.7	7.7
日本	12.9	62.1	25.1
アメリカ合衆国	19.8	67.1	13.1
ドイツ	13.4	65.8	20.8
中国	18.1	73.5	8.4
インド	30.2	64.8	5.1

内閣府「平成26年版少子化社会対策白書」より

◀濃淡や色を使うことによって、線でなく面で区切る

27 ひとつの表であれもこれも伝えない

POINT!

- ひとつの表で伝えるメッセージはひとつだけ
- 伝えることが複数ある場合には複数のスライドに分ける

表を使ったスライドが理解しにくい理由は、前項までに説明した視覚的な特徴以外に、もうひとつ大きなものがある。それは、ひとつの表から伝えるべき事を、あれもこれも導き出そうとしていることだ。

「収集・整理の表」と「伝える表」を分けよう

自身の机の上でデータを収集し、整理した表を見たら、そこからいくつかの事実や分析結果を読み取ることができることがある。

そのことを発表で取り上げる場合、あたかも、机に向かって取り組んだ過程を再現するかのように、表をそのままスクリーンに映し出し、説明をしてもわかりやすいものとはならない。人は、瞬時に複数の情報を処理することを苦手としているため、そうした説明を理解するには高い関心と集中力が要求される。ひとつの表からいくつものメッセージを短時間で読み取らなくてはいけない表現では、多くの人にとって伝わらないものとなってしまう。

「表を提示して説明する」のでなく「説明するために表を使う」

より多くの人にとって、わかりやすい説明にするためには「収集・整理の表」と「伝える表」を分けて取り組む必要がある。「収集・整理の表」は机の上で眺め、時間をかけて読み取るものであり、「伝える表」は短時間でデータの意味を把握することを目的とし、発表の場で必要とされるものだ。

「伝える表」を作るには、まずデータから読み取ることのできるメッセージを明確にする。メッセージこそが、相手に表から読み取ってもらいたいことだ。

メッセージが複数あれば、その数だけスライドを用意し、スライドごとに、集めたデータの中からメッセージの裏付けとなるデータを抜き出していく。裏付けとなるデータ以外は思い切って削ったほうがよい。詳細データまできちんと調べたことを認識してもらいたいのであれば、そのことを口頭で伝えておけばよい。「表を説明する」のではなく「説明のために表を使う」ことが大切なのである。

◎「収集・整理の表」は瞬時には理解しにくい

医療施設に従事する医師数

	総数	病院の従事者						診療所の従事者		
		総数	病院		医療機関附属の病院の勤務者			総数	開設者又は法人代表者	勤務者
			開設者又は法人代表者	勤務医（医療機関附属の病院を除く）	総数	臨床系の教官又は教員	臨床系の教官又は教員以外の者			
総数	288,850	188,306	5,391	132,511	50,404	26,996	23,408	100,544	72,164	28,380
男	232,161	149,199	5,141	106,202	37,856	22,914	14,942	82,962	64,724	18,238
女	56,689	39,107	250	26,309	12,548	4,082	8,466	17,582	7,440	10,142

単位：人

厚生労働省「平成24年医師・歯科医師・薬剤師調査」より

文字が小さくなり、何を読み取ったらよいのか理解するには時間が必要

◎メッセージが二つあるなら、二枚のスライドで表現する

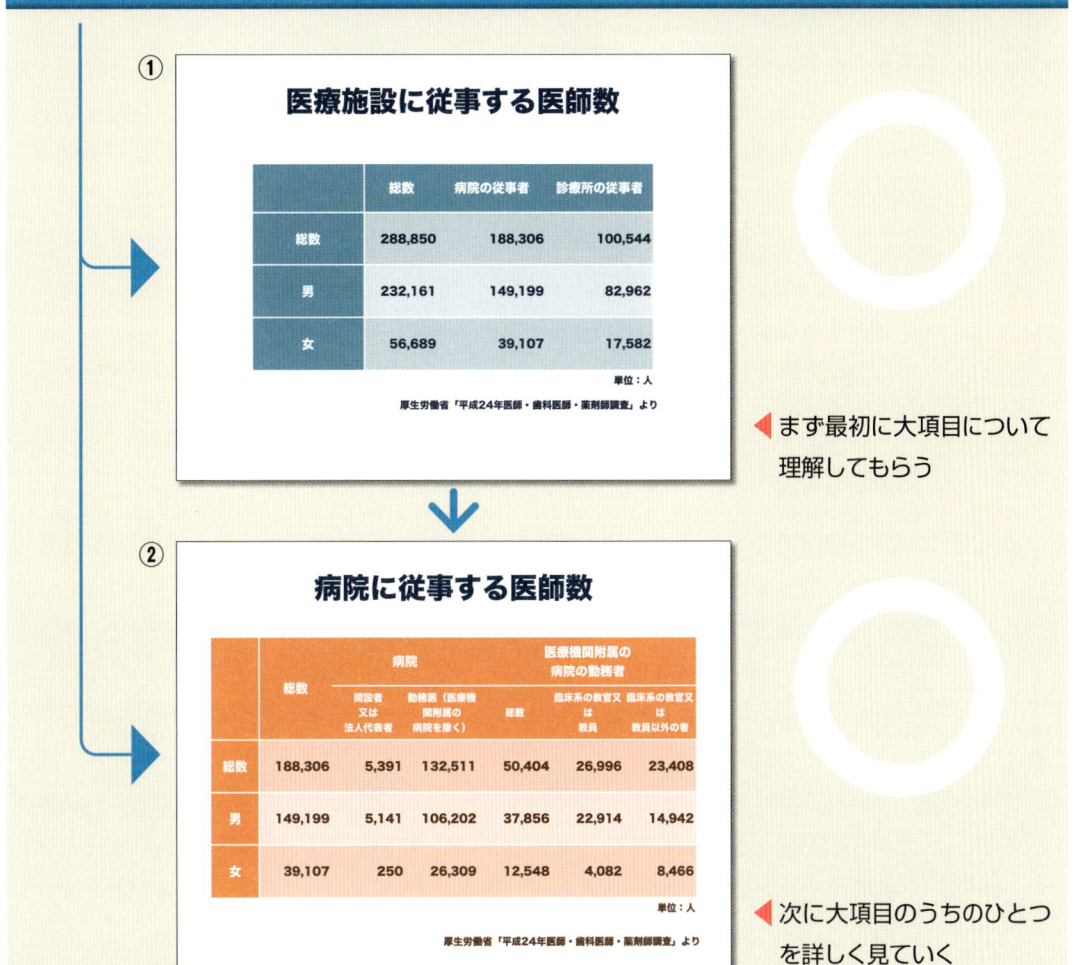

①

医療施設に従事する医師数

	総数	病院の従事者	診療所の従事者
総数	288,850	188,306	100,544
男	232,161	149,199	82,962
女	56,689	39,107	17,582

単位：人

厚生労働省「平成24年医師・歯科医師・薬剤師調査」より

まず最初に大項目について理解してもらう

②

病院に従事する医師数

	総数	病院		医療機関附属の病院の勤務者		
		開設者又は法人代表者	勤務医（医療機関附属の病院を除く）	総数	臨床系の教官又は教員	臨床系の教官又は教員以外の者
総数	188,306	5,391	132,511	50,404	26,996	23,408
男	149,199	5,141	106,202	37,856	22,914	14,942
女	39,107	250	26,309	12,548	4,082	8,466

単位：人

厚生労働省「平成24年医師・歯科医師・薬剤師調査」より

次に大項目のうちのひとつを詳しく見ていく

28 グラフの見た目をメッセージに合わせる

POINT!
- グラフでデータの持つ意味（＝メッセージ）を視覚化する
- メッセージにふわさわしい表現を選ぶには、見た目を伝えるべき内容に一致させる

グラフを作るとなると、すぐにパソコンのキーボードを使って数値を入力し、作成しようとするが、実はキーボードを触る前にやっておくべきことがある。

同じ数値を使っても与える印象は変わる

右のページの表とグラフを見てみよう。これらは、三つとも同じ数値を使っているが、与える印象は大きく異っている。特に下の二つのグラフは、少し見ただけでは同じ数値を元にしていることがわからない。真ん中のグラフを見れば「愛知県」の数値が一番大きく、また突出して減少していることはすぐにわかるが、それ以外の特徴はすぐには読み取りにくい。それに対して、一番下のグラフは、「愛知県」の減少が突出していることに加え、静岡県だけがわずかに増加していることがすぐに理解できる。

こうした事実は、同じ数値を使っていても、表現によって異なる印象を与えることを示す。

数値をどういう観点から読み、どう視覚化するか

同じ数値を使って異なる印象の表現ができるのであれば、よりメッセージを伝える表現を選ぶ必要がある。メッセージを伝えるには、「数値をどういう観点から読み、どう視覚化するか」がポイントだ。グラフを作るときに、まず数値を見て、それらが示す変化や特徴を読み取り、何が起こっているのか把握する（ただし、学会発表であれば数値の示す変化や特徴を読み取ることは資料を作成する前に、すでに行っていることだろう）。

そのうえで把握した事実が、見てすぐに伝わるような表現を採用する。表現を考えるときの**ポイントは「見た目を内容と一致させる」ことだ**。数値が一ヶ所だけ他と違うのであれば、見た目もそこだけ違って見えるように表現し、値が急に大きく増加しているのであれば、急に大きく増加していることが見てわかるように表現する。

◎表を提示しただけでは何が起こっているかわからない

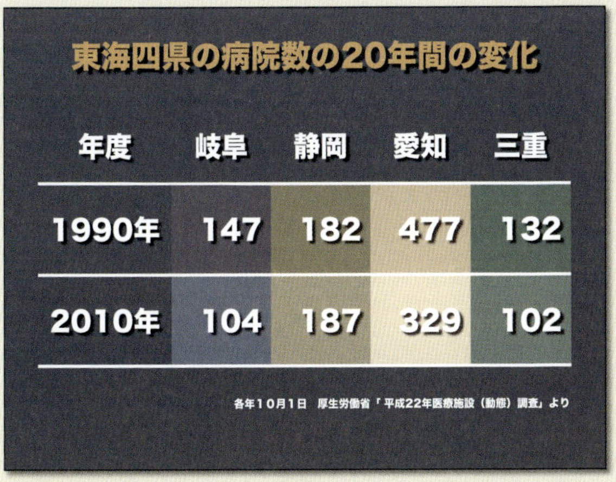

東海四県の病院数の20年間の変化

年度	岐阜	静岡	愛知	三重
1990年	147	182	477	132
2010年	104	187	329	102

各年10月1日 厚生労働省「平成22年医療施設（動態）調査」より

×

1990年から20年間で何が起こったのか、ひとめで理解することは難しい

◎グラフにすれば数値の持つ意味が読み取れる

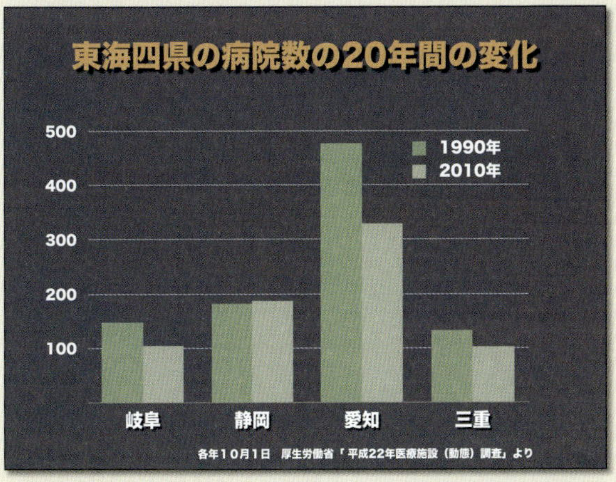

○

愛知県の絶対数も減少数も突出していることが読み取れる

◎理解してもらいたいメッセージを伝えることを意識して表現する

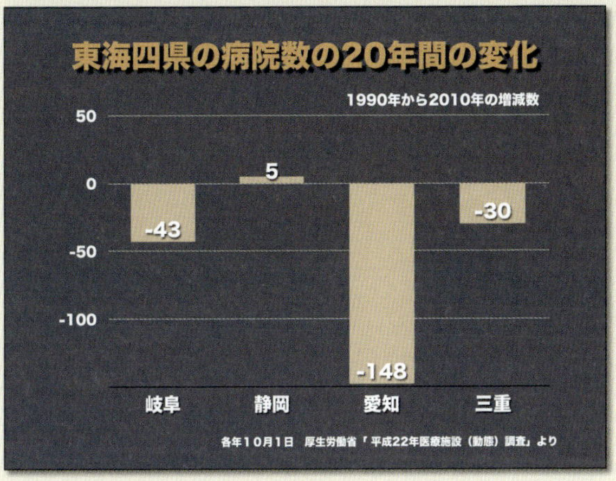

○

ひとめ見て愛知県の減少が突出していることと同時に静岡県だけがわずかながら増加している事実が把握できる

29 グラフの種類や表現を工夫しよう

POINT!

- グラフの種類を見直す
- グラフは目的によって表現を変える

パソコンのグラフ作成機能を使えばさまざまな種類のグラフや、豊富な種類の装飾を利用できる。これらを活用し、見やすくわかりやすい表現にしよう。

文字数の多い項目があると文字が小さくなってしまう

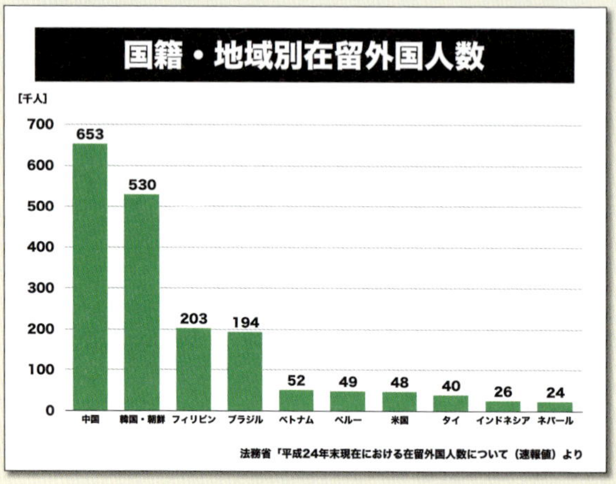

文字数が多いので、項目名が小さくなる

横棒グラフであれば文字数が多くても文字を大きくできる

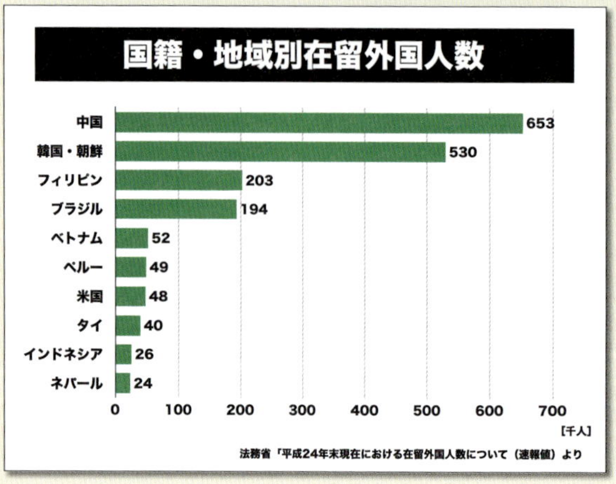

項目名の文字サイズを大きくすることができ、棒にそえる数値もサイズを大きくできる

ふさわしいグラフを選ぶ

左ページの上の棒グラフを見て欲しい。項目名である国の名前に「フィリピン」「インドネシア」といった項目名の文字数が多いものがあるため、文字を小さくせざるを得なく判読しにくいものになっている。わかりやすくするには、どうしたらよいだろうか。

答は横棒グラフにすることだ。左のページの下のグラフを見てみよう。**横棒グラフであれば、項目名や数値が長くなっても文字を一定以上の大きさにできる。**

伝える内容を考え、手を加える

主に数値の比較を伝えたい場合には補助線を入れる。一方、主に傾向を伝えるのであれば、余計な装飾は思い切って削り、線を太くしておく。

◎主に数値の比較を伝えたい場合のグラフ表現

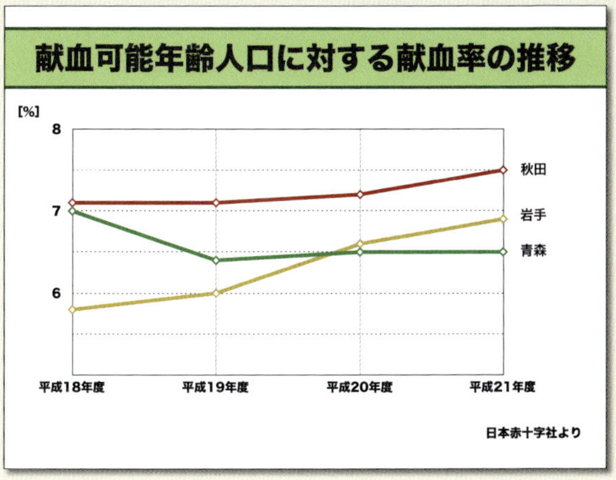

◀数値を比較しやすいように補助線をひく

◎主に傾向を伝えたい場合のグラフ表現

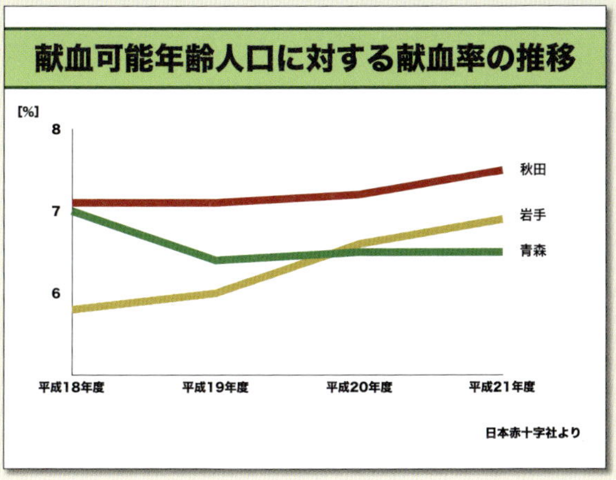

◀線を太くして、推移していく傾向を強調する

30 項目を数値順に並べてみよう

POINT!

- ▶項目を数値の順番に並べれば順や相対的な位置がはっきりする
- ▶平均値を加えれば比較や優劣の判断がしやすい

項目を数の大きいものから小さいものに（あるいは小さいものから大きいものに）順に並べ替えることで各項目の比較や相対的な順位づけが直感的にわ

◎北から順に並べると、各項目の位置づけははっきりしない

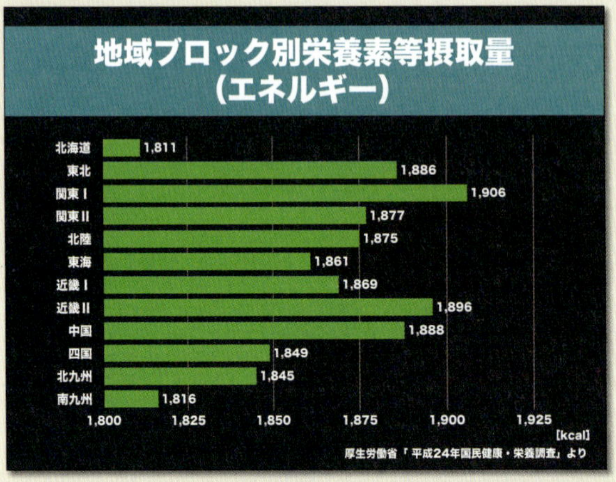

×

◀順位や相対的な位置がわかりにくい

◎項目を多い順に並べ、平均値と比較すると、項目の順や位置がわかりやすい

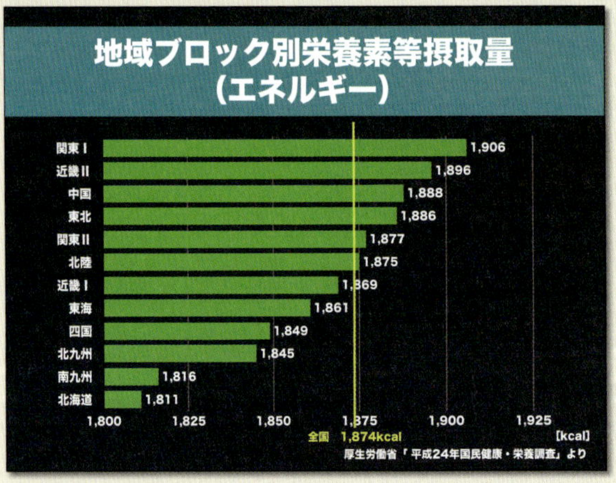

○

◀多い順に並べ、相対的な位置を明確にし、平均値を入れることにより、比較しやすくなる

かりやすく表現できる。

多いものから順番に並べることで各項目の比較が容易に

グラフの項目は北から南、東から西といったように一定の規則にしたがって順に並べることが多い。では左ページの上のグラフを見てみよう。北から順に並べているが、多いものや少ないものを見つけるために、視線をグラフの中で行ったり来たりさせなければいけない。また最も多い項目のグループや小さい項目のグループを見つけることができたとしても、それ以外の項目については、相対的にどれぐらいの位置にいるのかは簡単にはわからない。

各項目の順番や位置づけをひと目でわかるようにするには、**項目を数値順に並べ替える。さらに平均値の項目を加えれば、個々の項目の優劣や乖離の度合いを明確にできる。**

◎各項目の位置づけがはっきりしない

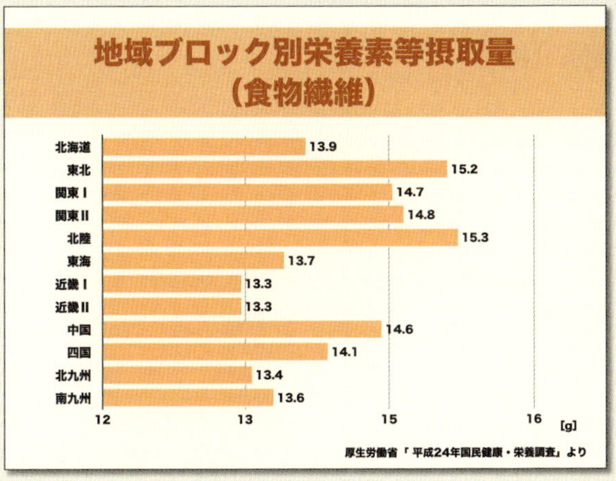

✕

◀一番多いところはわかるが、それ以降の順はわかりにくく、比較もしにくい

◎数値の順に並べ、平均値を項目の中に入れれば、比較しやすい

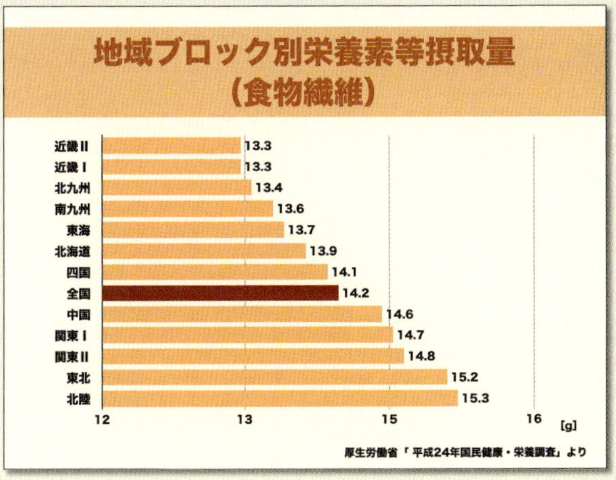

○

◀少ない順に並べ替え、相対的な位置を明確にし、平均値を入れる

31 項目の多いグラフは凡例を工夫する

POINT!

- 項目の数が多いと凡例がわかりにくくなる
- 視線の移動をなるべく少なくする

◎項目が多いと、どれがどれを表しているのかわかりにくい

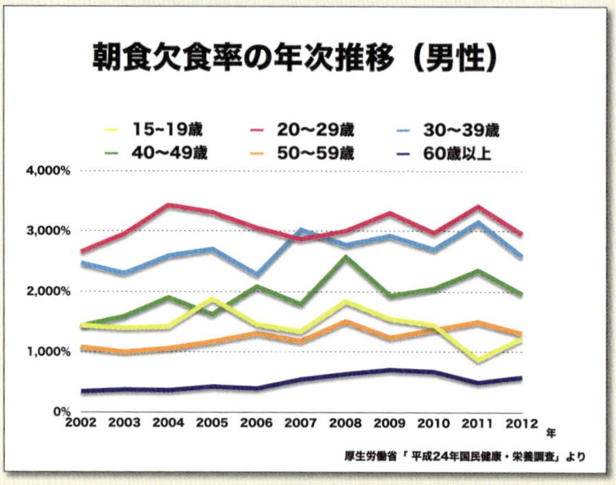

×

折れ線の数が多いために、折れ線と凡例の項目の間を何度も視線移動させなければならない

◎線の終端に項目名を表記すれば、わかりやすい

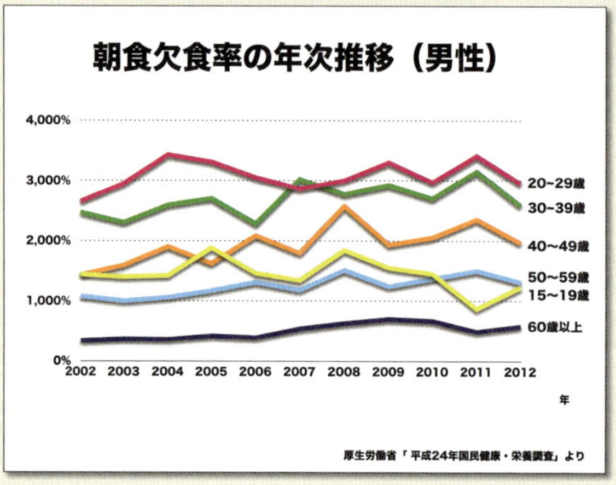

○

凡例をやめ、線の終端にラベルをつけることによって、視線の移動が少なくなる

項目の数が多い場合、項目ひとつひとつの傾向や相互の関係を読み取ろうとすると、凡例と折れ線の間で視線を何度も往復し繰り返しているうちに、どの要素が何を示しているのかわからなくなってしまう。

折れ線と項目を近づけるとわかりやすくなる

左ページの上のグラフのように項目が多いものは折れ線と項目名をもっと近づけ、視線の移動をなるべく少なくしよう。左ページの下のグラフのように折れ線の終端に項目名を表したり、下に示したように、折れ線から引き出し線をひっぱって項目名を表示する方法がある。

こうした表現は**グラフ作成機能だけを使って表現するのではなく、いったん作成したグラフに、文字や線を描く機能を使って追加する。**

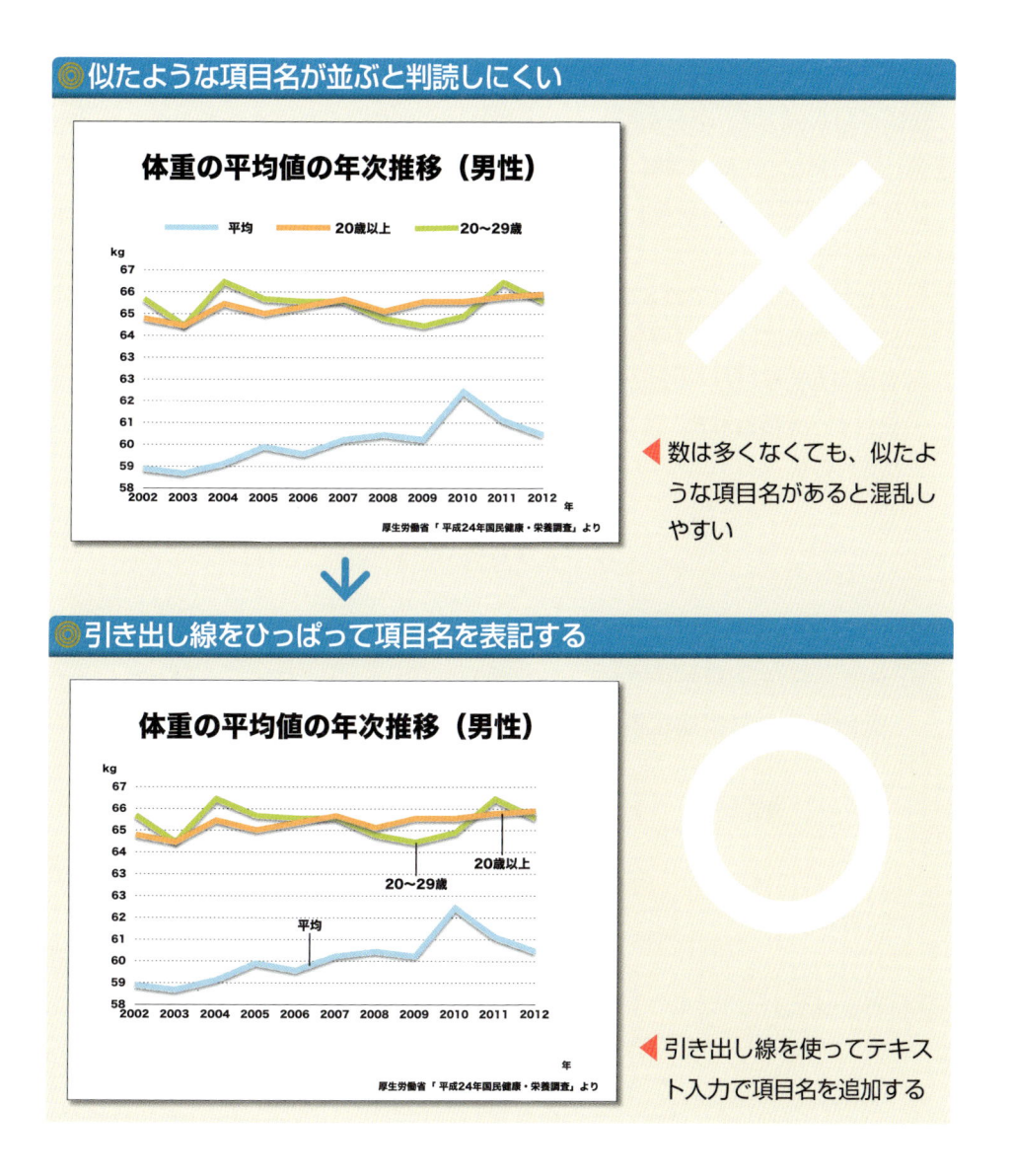

◎似たような項目名が並ぶと判読しにくい

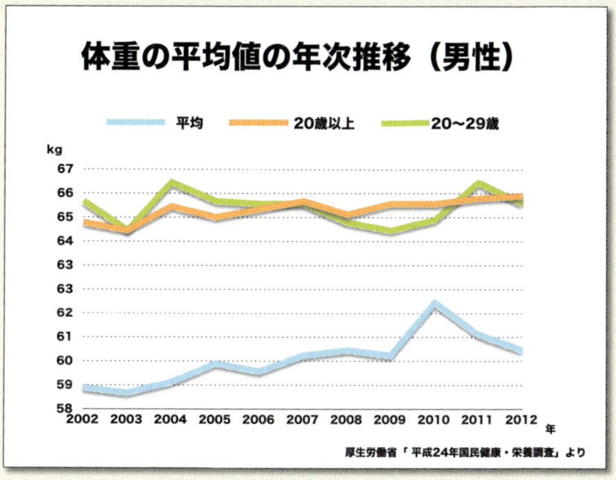

×

◀数は多くなくても、似たような項目名があると混乱しやすい

◎引き出し線をひっぱって項目名を表記する

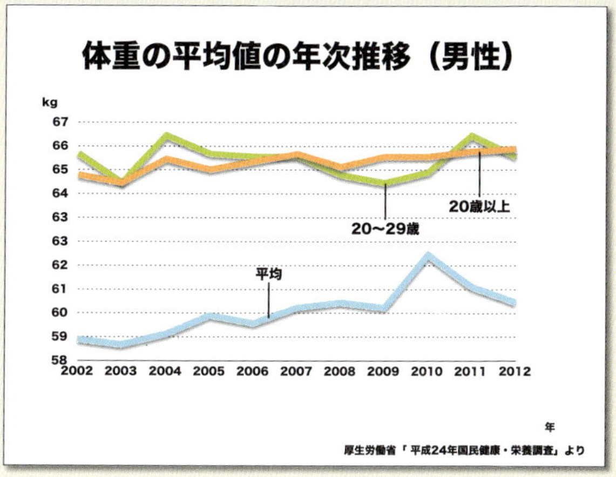

○

◀引き出し線を使ってテキスト入力で項目名を追加する

32 グラフに注釈を付け加える

POINT!

- 聞く前に「見てわかってもらう」
- グラフにコメントを追加する

前項の最後で、いったん作成したグラフに文字や線を描くことを取り上げた。この方法を応用すれば、メッセージを確実に伝えることができる。

伝えたいことは話す前に見てわかってもらう

説明を聞かないと、何が言いたいのか伝わってこないグラフがある。うっかり聞き逃してしまうと、何を理解したらよいのかわからなくなる。

発表では、**「聞いてわかる」前に「見てわかる」表現をしよう**。具体的には次にあげる方法がある。

① 引き出し線を使ってコメントを付け加える。

② 矢印を使って、大まかな傾向を示す。

③ 各項目がカテゴリーに分けられることや影響を与え続けた要因を示す。

④ 注目すべき項目群と、注目すべき理由を示す。

それぞれの例を以下に示しておくので、順に目を通して欲しい。

◎コメントを加える

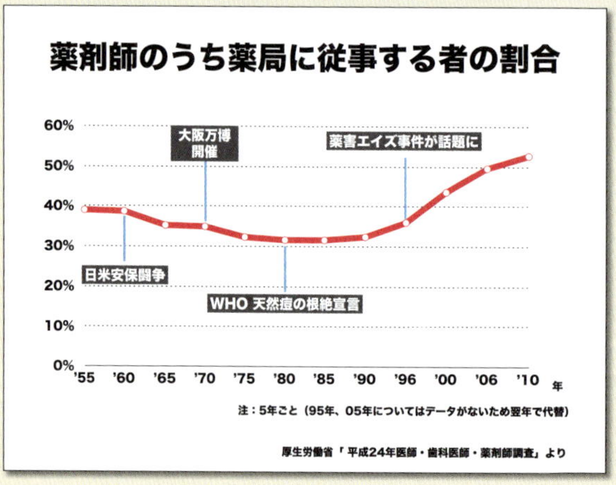

◀引き出し線とテキスト入力で、補足情報を加える

◎傾向を示す矢印を加える

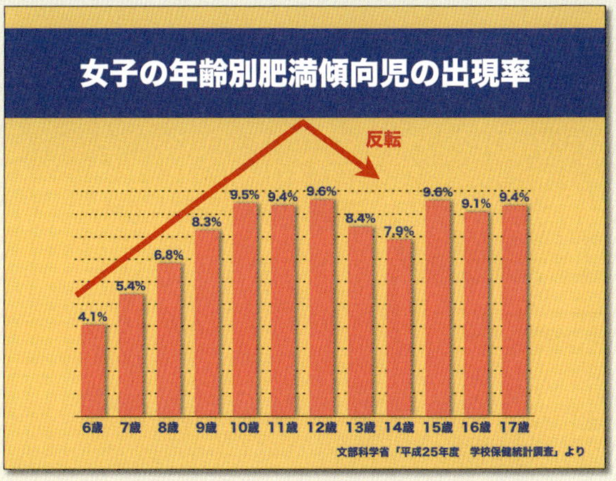

◀矢印とテキストを使って、大まかな傾向を表現する

◎カテゴリーや影響を与え続けた要因を示す

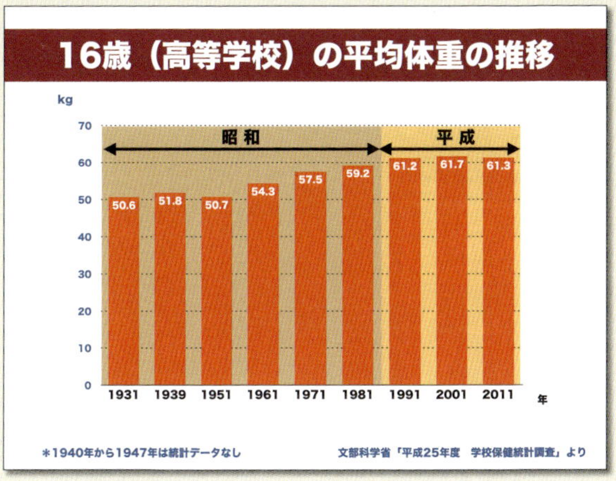

◀カテゴリーや要因が一様でないことを表現する

◎注目すべき項目群を強調する

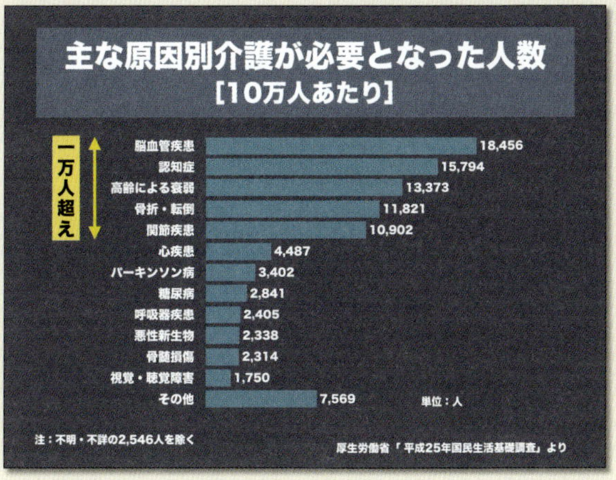

◀注目すべき項目群と、注目すべき理由を表現する

表を色分けして見せる─heatmap

表を使って数値の分布をわかりやすくする方法にヒートマップがある。ヒートマップは名前からわかるように温度分布を示すサーモグラフィーのように分布を示すものである。

男性の年齢階級別運動習慣者の推移［%］

	20〜29歳	30〜39歳	40〜49歳	50〜59歳	60〜69歳	70歳以上
1992	31.2	22.3	20.4	19.8	26.3	36.3
1997	26.9	20.6	24.5	25.8	36.3	36.2
2002	21.5	21.3	23	27.8	42.8	39.1
2007	22.7	18.8	21.6	21	36.3	39.3
2012	27.4	20.8	21.2	27.6	43.2	49.2

厚生労働省「平成24年　国民健康・栄養調査」より

◀数値だけでは分布や特徴はわかりにくい

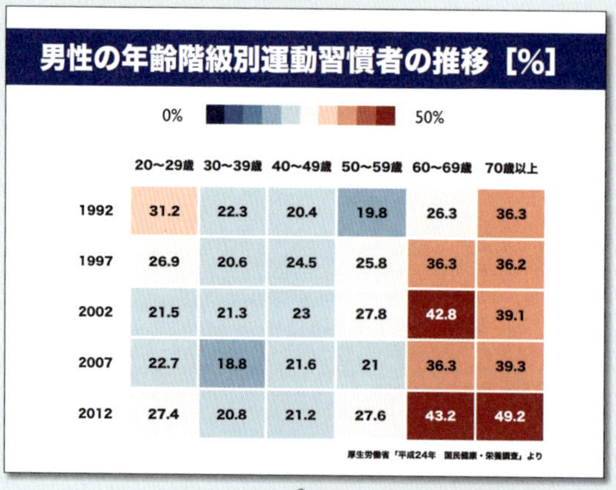

	20〜29歳	30〜39歳	40〜49歳	50〜59歳	60〜69歳	70歳以上
1992	31.2	22.3	20.4	19.8	26.3	36.3
1997	26.9	20.6	24.5	25.8	36.3	36.2
2002	21.5	21.3	23	27.8	42.8	39.1
2007	22.7	18.8	21.6	21	36.3	39.3
2012	27.4	20.8	21.2	27.6	43.2	49.2

◀レベル別にセルに色を塗ることによって分布が明確になる

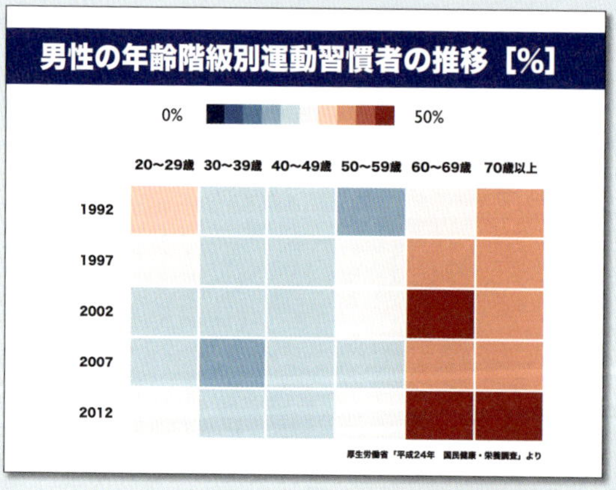

◀数値がなくても、大まかな傾向は理解できる（たとえば50歳台は運動していないが、60歳以上は運動している人が増えているなど）

V

写真とチャート

—洗練されたビジュアルで見せる

33 引き出し線を揃える

POINT!

- 写真やグラフ、チャートの引き出し線の引き方で印象が変わる
- 引き出し線は細めの線で一定角度に統一する

写真の特定部分の説明をするためには引き出し線を使うが、この引き方で印象は大きく変わる。

◎引き出し線は細めで一定角度に統一する

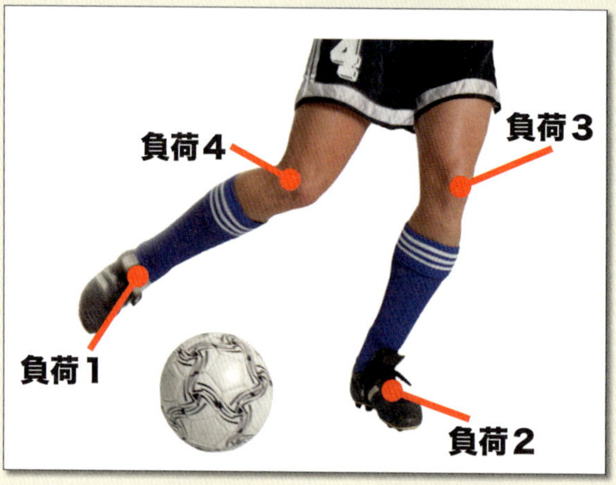

×

◀引き出し線が太く、引き方もバラバラで統一感を感じさせない

↓

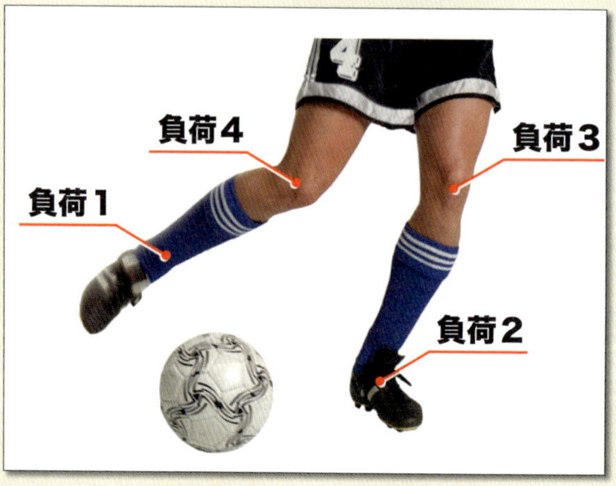

○

◀細い線を一定角度で引くことで統一感を与える。白い影をつけて指し示す部分を明確にする

引き出し線は規則正しく秩序を与えて引く

引き出し線は、一定角度のものだけに統一すると、すっきりと洗練された印象を与える。また太すぎると、どこを示しているのかはっきりしないうえに、野暮ったくなるため細めにしておこう。**重ねる写真の部分が煩雑で見えにくいときは、線に写真とはっきり区別ができるように白い影をつけるとよい。**

引き出し線を一定角度に引くことで、すっきりした印象に見せる方法はグラフやチャートの表現でも有効だ。

パソコンソフトで効率よく統一した角度で描くには、Shift キーを押しながら線を描く。そうすれば、一定角度に固定された線しか描くことができない。

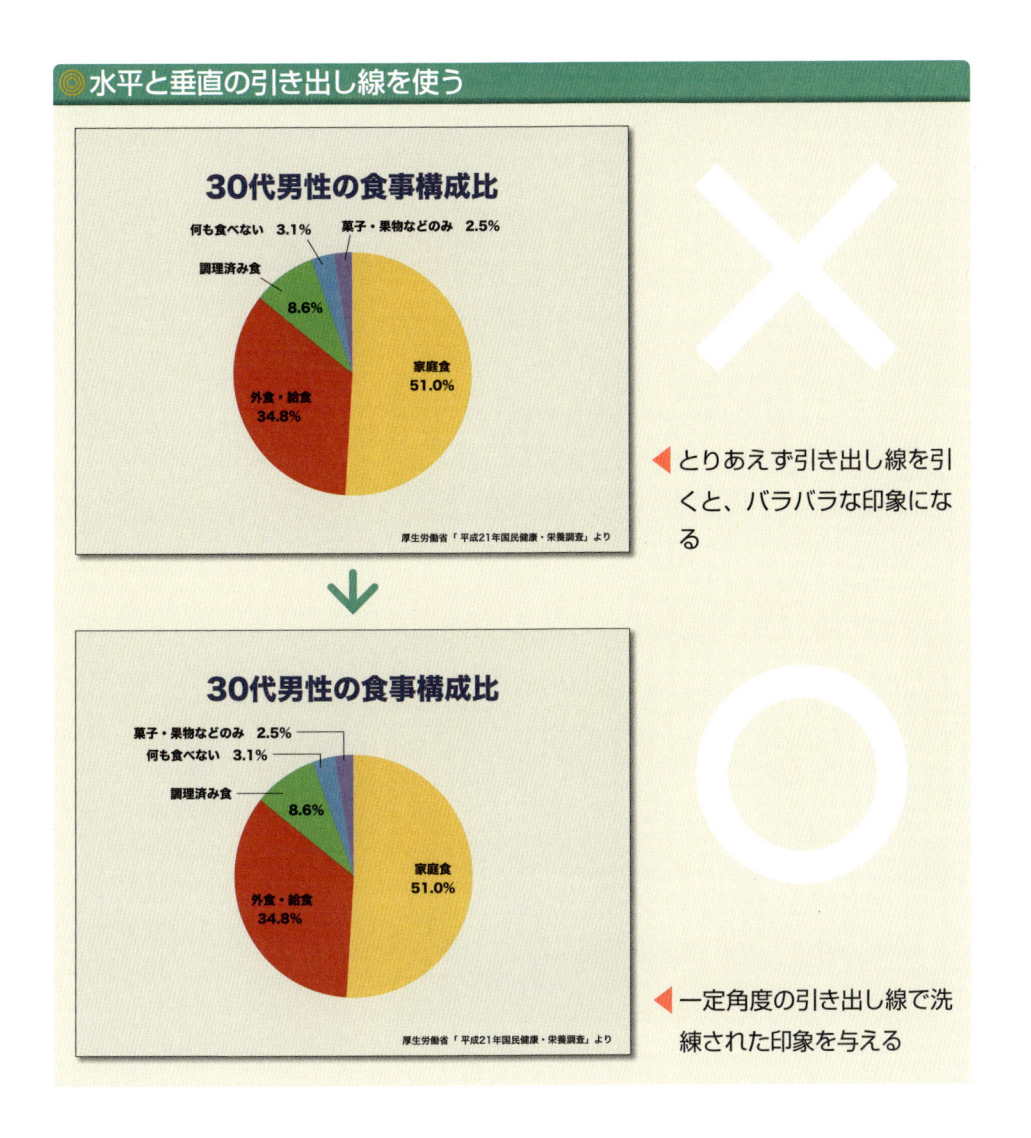

◎水平と垂直の引き出し線を使う

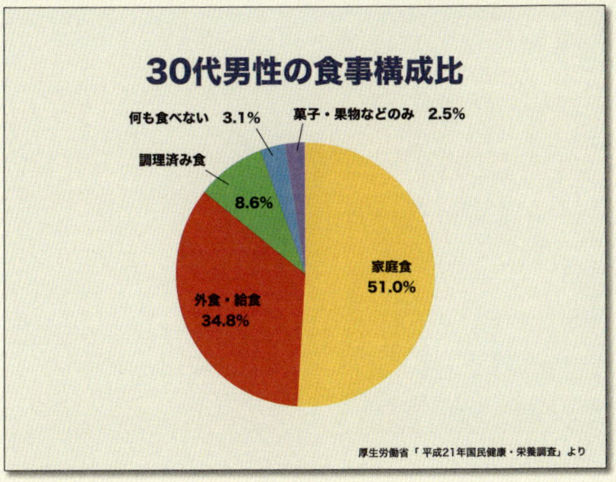

◀とりあえず引き出し線を引くと、バラバラな印象になる

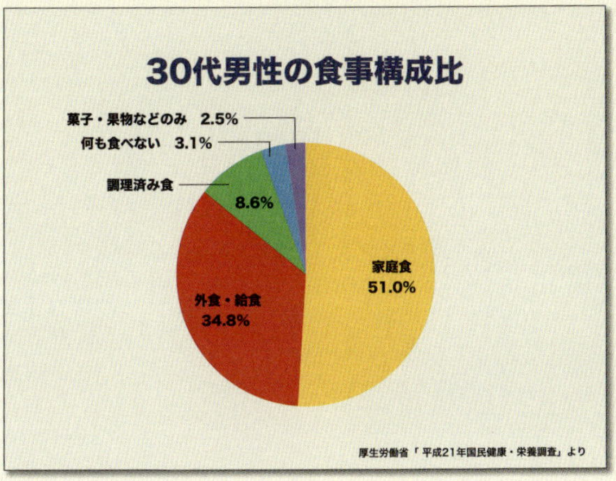

◀一定角度の引き出し線で洗練された印象を与える

34 写真の色を使って同系色でまとめる

POINT!
- カラー写真はスライドの印象を左右する
- 写真に使われている色を使って、全体の統一感を出す

カラー写真を使ったスライドでは、写真に使われている色がスライド全体の印象に影響を与える。統一感を出すためには、写真の色を利用するとよい。

◎写真の色を利用し、統一感を出す

×

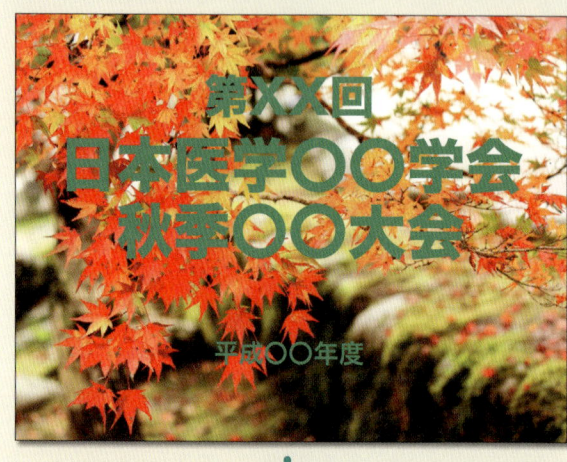

◀濃い赤の背景に、濃い緑の文字は、それぞれが主張し合い、目立つ効果を消し合う

↓

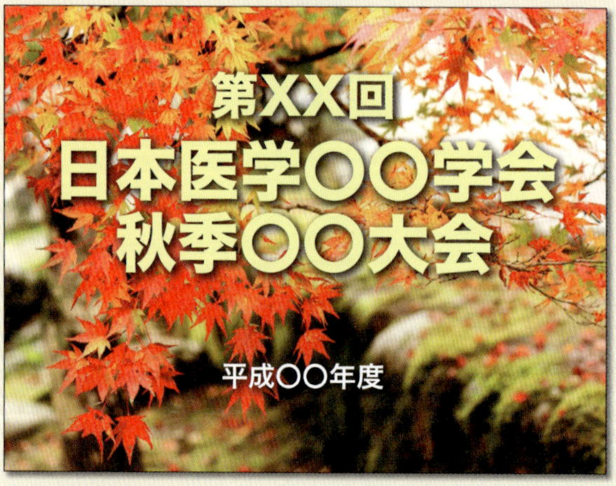

○

◀文字の色を背景の明るい部分の同系色（黄色）にし、背景の赤と思い切った違いをつけることで、読みやすさを保ちながら、統一感を出すことができる

全体のトーンを写真に合わせる

背景に写真をあしらい、その上に文字を重ねるときは、文字と重ねる写真の部分に色のメリハリをつけ、はっきり区別できるようにし、文字を読みやすくする。たとえば文字を重ねる部分が濃い色であれば、文字を白にするか、白に近い明るい色にする。白以外の色を使うならば、写真に使われている明るい色にすると、スライド全体で統一感を与えることができる。

写真の色を利用する方法は広く使うことができる。たとえば**棒グラフや円グラフで使う色を、写真で使われている色にするとバランスよく見える。**

◎グラフの色を写真に合わせる

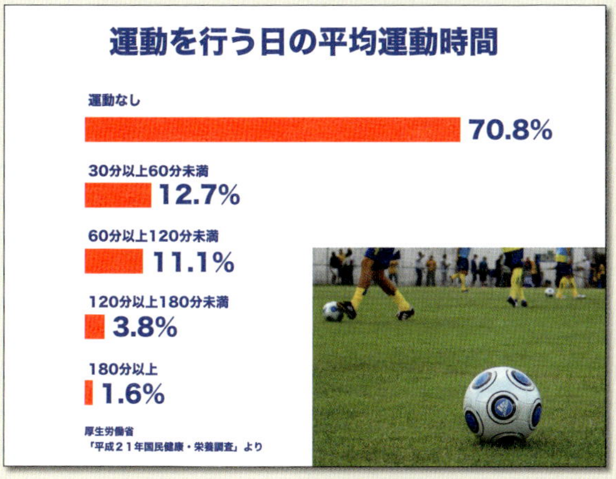

×

◀文字やグラフ、写真に使われている色がバラバラなので、スライドとして統一感が感じられない

運動を行う日の平均運動時間
運動なし
70.8%
30分以上60分未満
12.7%
60分以上120分未満
11.1%
120分以上180分未満
3.8%
180分以上
1.6%
厚生労働省
「平成２１年国民健康・栄養調査」より

○

◀文字やグラフの色を写真に使われている色にあわせ、統一感を出す

35 半透明の下地を使う

POINT!

- ▶背景写真は目をひきつけ、スライドの雰囲気を作る
- ▶文字やビジュアル表現に半透明の下地を敷く

スライドの背景に写真を使えば、目をひきつけ、相手に伝えるメッセージに合致したイメージをふくらませることができる。

◎写真を使った表紙

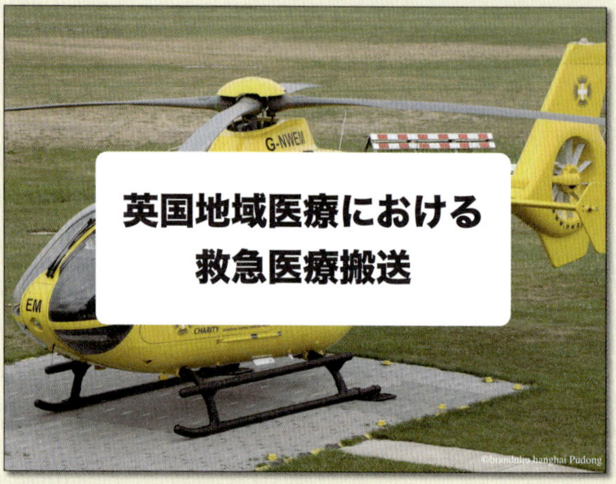
英国地域医療における
救急医療搬送

×

◀文字は読みやすいが、写真が隠れてしまって、十分な効果を上げられない

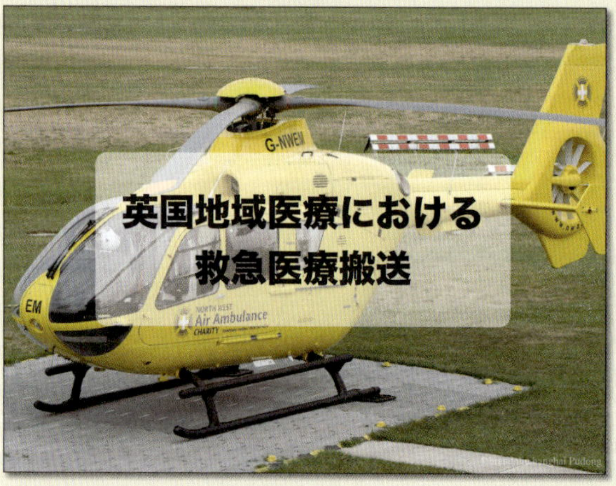
英国地域医療における
救急医療搬送

○

◀文字の下地を半透明にして、写真の効果を上げながら、文字を読みやすくする

photo by North West Air Ambulance Licensed under CC-BY 3.0 Unported

写真の効果を生かし、メッセージを伝える

背景に写真を使って効果を上げることができるが、写真によっては印象が強くなりすぎ、その上に重ねる文字やビジュアル表現が判読しにくくなったり、スライド全体にごちゃごちゃした印象を与えてしまう。こうなっては目はひくことはできるが伝えるべきメッセージがかすんでしまい、本末転倒だ。

写真の効果を生かし、メッセージを伝えるには、文字やビジュアル表現に下地を敷く。この**下地を背景の写真が透けて見えるように半透明にすると、写真の持つ雰囲気を利用しながら、メッセージを伝えることができる。**

◎写真を使ったグラフのスライド

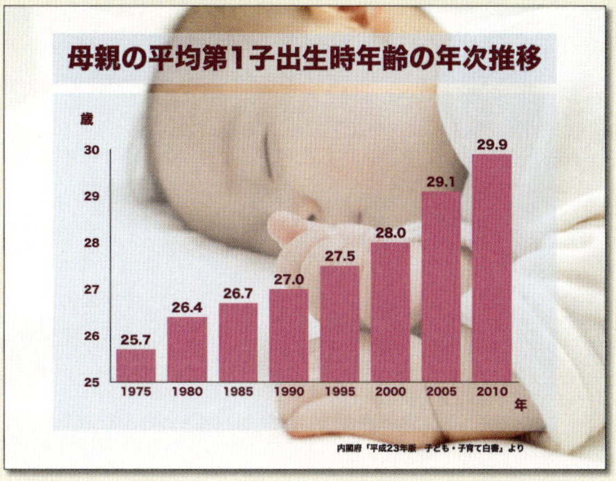

◀グラフの背景に写真を使って、イメージをふくらませる

©ucchie79-Fotolia

文字の下地を半透明にする方法

● **Windowsの場合（A）**

① 図を選択し、マウスの右ボタンをクリックすると表示される［図形の書式設定］を選択する

② 表示される［図形の書式設定］ダイアログボックスから［塗りつぶし］を選び、［塗りつぶし（単色）］をクリックする

③ 色を選択し、［透過性］を指定する（30％前後がのぞましいが、重ね合わせるものや、モニタ、スクリーン、プリンタ等によって調整が必要）

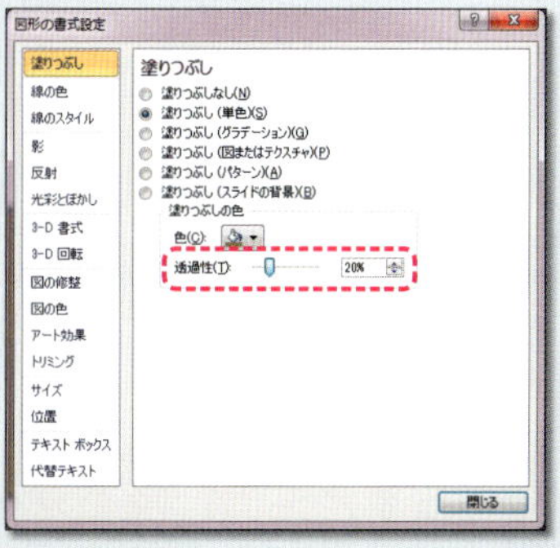

A

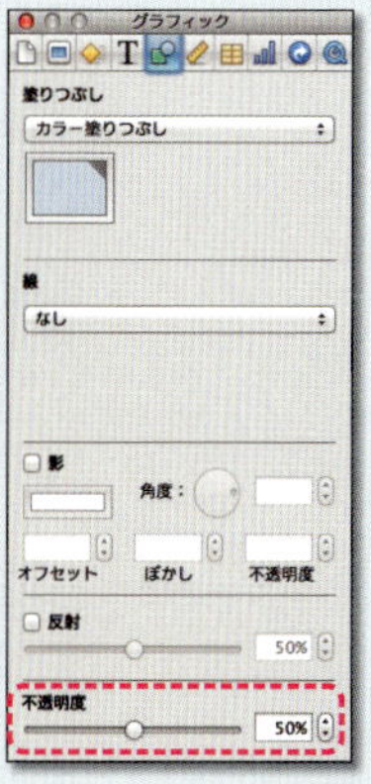

B

＊Microsoft Office 2003の場合は、
［オートシェイプの書式設定］→［色と線］タブ→色を選択し［透過性］を指定

● **Apple Keynoteの場合（B）**

図を選択し、［グラフィック］インスペクタで［不透明度］を指定する

こういうときにこのチャート①

36 スケジュール、手順、プロセス…〈変化〉を図解する

POINT!

- チャートを使えば、複雑な内容もひとめでわかる
- よく使われるチャートは4つに分類される
- 〈変化〉を表現するには、フロー図を使う

チャートはキーワードや短い文を丸や四角の枠で囲み、配置を工夫したり、線を使ったりして、込み入った手順や概念などを視覚的に表現する。長い文章やデータをじっくり読みこまないと理解できない内容も、チャートを使えば、ひとめでわかる（英語では円グラフをパイチャートと呼ぶように、グラフも含めチャートと表現するが、本書ではグラフや表ではなく、構造や考え方を目で見てわかる＝視覚化した表現をチャートと呼ぶ）。

変わっていく様子を流れで示す

チャートには、一般的に使われる利用範囲の広いものがあり、何を表現するかによって〈変化〉を表現するチャート、〈関係〉を表現するチャート、〈構成〉を表現するチャート、他の表現を借りて表現するチャートの４つに分類できる。この項からこれら４つのチャートを見ていこう。

まず〈変化〉を表現するチャート。**〈変化〉を表現するチャートはスケジュール、工程など時間軸にしたがって変化するものや手順、手続き、プロセスなど段階的に変わっていく様子をフロー図で示す。**

◎〈変化〉を表現するチャートの例その１―プロセスを表す①

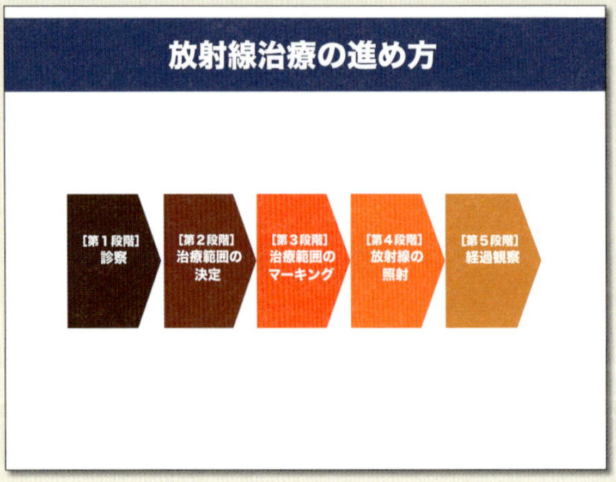

◀枠の形で段階を踏んで変わる様子を表現する

◎〈変化〉を表現するチャートの例その2—プロセスを表す②

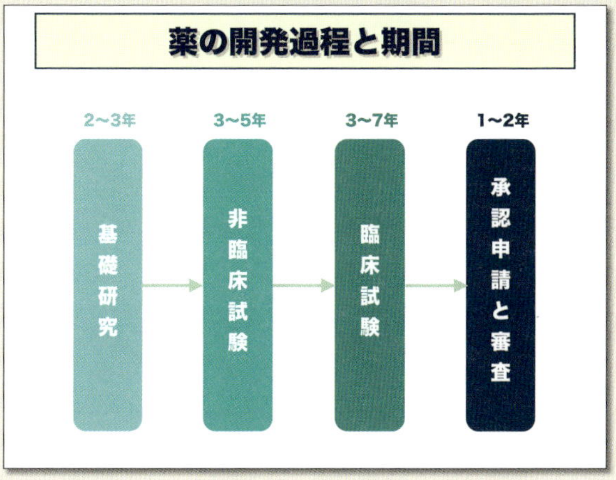

◀矢印を使って左から右へ段階を経て進むことを表現する

◎〈変化〉を表現するチャートの例その3—手順を表す

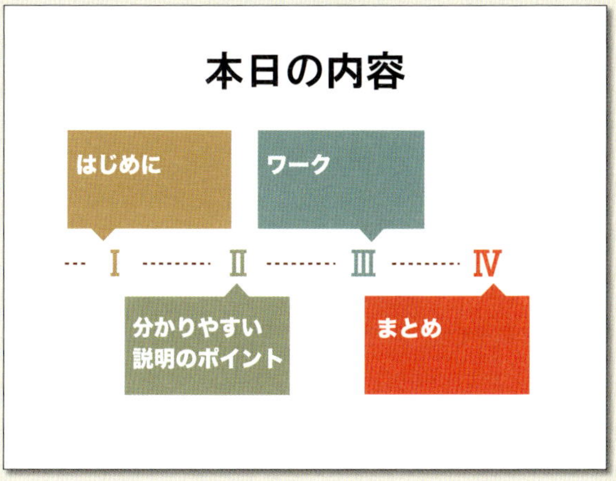

◀数字を使って左から右へ段階を経て進むことを表現する

◎〈変化〉を表現するチャートの例その4—循環を表す

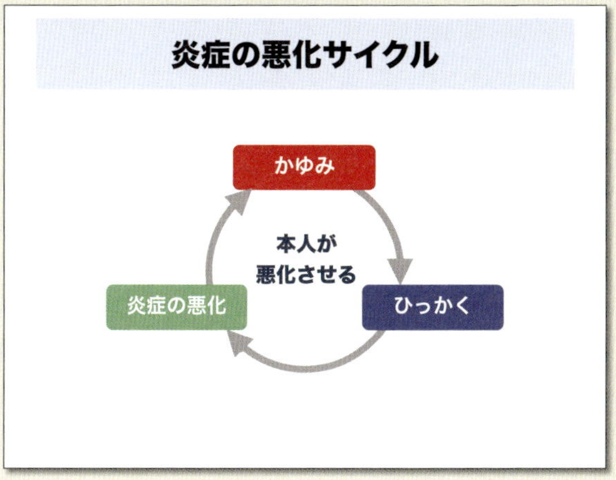

◀矢印で循環を示すことで、決められた順番にしたがって繰り返し行われることを表現する

こういうときにこのチャート②

37 包含、交差、並列、相関…〈関係〉を図解する

POINT!

- 〈関係〉を表現するにはベン図（オイラー図）と相関図を使う
- 「交差」関係を表すときには重ねる要素は四つまでにする
- 「相関」のチャートは人物、組織、地名などの関係を表す

囲んだ要素を配置を工夫したり、線で結んで〈関係〉を表すことができる。

関係をベン図と相関図で示す

説明で取り上げる主な関係は大きく分けると「包含」「交差」「並列」「相関」の4種類になる。**「包含」「交差」「並列」は複数の要素の関係を丸や四角の囲みの重なり具合で表現するベン図（オイラー図）を使う。**入れ子構造になっていれば「包含」関係、一部が重なっている関係であれば「交差」関係、重なる部分がないときは「並列」関係になる。このうち「交差」関係をチャートで表す場合には、重ねる要素は四つまでにしておく。重なる数が多すぎると、何が何だかわからなくなってしまうからだ。

「相関」関係を表すチャートは映画やテレビドラマの登場人物の関係を図示した人物相関図に代表されるチャートだ。発表用資料に使う**相関図は人物の関係だけにとどまらず、組織どうしの関係や地域どうしの関連を表すこともできる。**

◎〈関係〉を表現するチャートの例その1―包含関係を表す

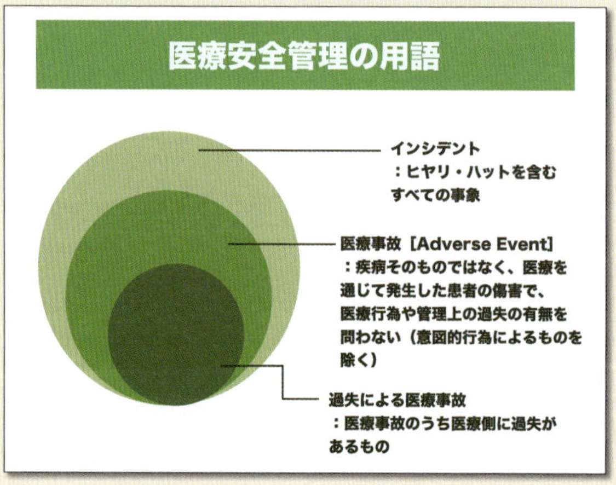
医療安全管理の用語
インシデント
：ヒヤリ・ハットを含む
すべての事象
医療事故［Adverse Event］
：疾病そのものではなく、医療を
通じて発生した患者の傷害で、
医療行為や管理上の過失の有無を
問わない（意図的行為によるものを
除く）
過失による医療事故
：医療事故のうち医療側に過失が
あるもの

◀円を重ねることによって、取り上げた要素どうしが包含関係にあることを表現する

◎〈関係〉を表現するチャートの例その2―交差関係を表す

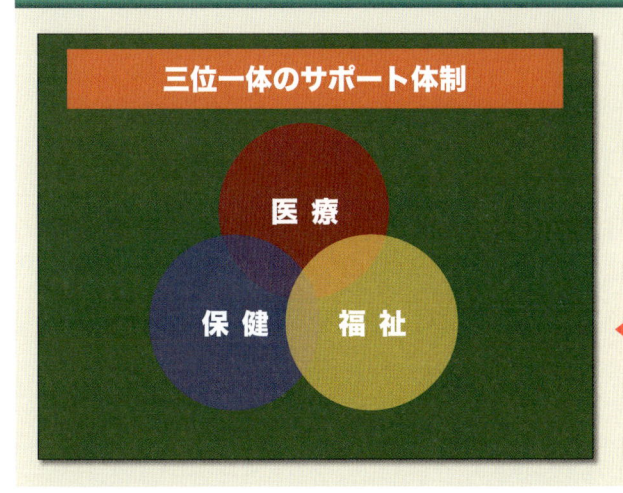

◀円の一部を重ねることによって、取り上げる要素の部分が重なっていることを表現する

◎〈関係〉を表現するチャートの例その3―並列関係を表す

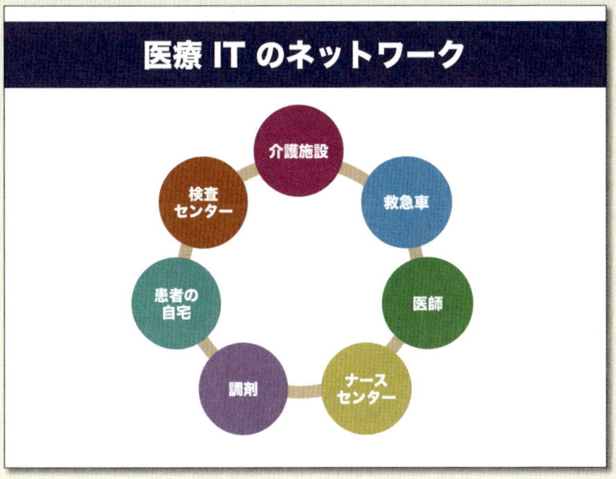

◀それぞれの円を並列させて配置することによって、各要素が重なる部分も交わる部分もなく、独立して存在していることを表現する

◎〈関係〉を表現するチャートの例その4―相関関係を表す

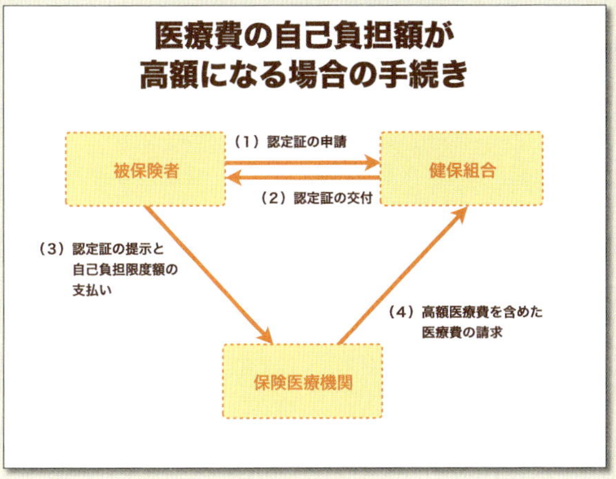

◀各要素を線や矢印で結び、短い文章を添えることによって、要素相互の関係を表現する

こういうときにこのチャート③

38 組織、体系、分類…〈構成〉を図解する

POINT!

- 〈構成〉を表すチャートはツリー構造で表現される
- 上から下、左から右、中央から周辺につれ、階層が分化していく様子を表す

組織や体系、分類などは、項目を枝分かれした階層構造＝ツリー構造で表わすことができる。

階層構成をツリー構造で示す

階層構造は、原則として上から下、あるいは左から右に行くほど階層が分化していくものが一般的だが、中央にひとつの要素が配置され、その周辺にいくつかの要素を配置して表現することもできる（右ページ一番下の図）。最後の表現は、一見、ツリー構造に見えないが、中央に最上位の要素があり、周辺にその下位の要素が配置されているという解釈をすれば、階層構造をツリーで表現したものと同種ととらえることができる。

親子（孫…）関係のある箇条書きは、親が大分類、子が中分類、孫が小分類…ととらえることができ、ツリー構造で図解できる。

◎親子（孫…）関係のある箇条書きを図解する

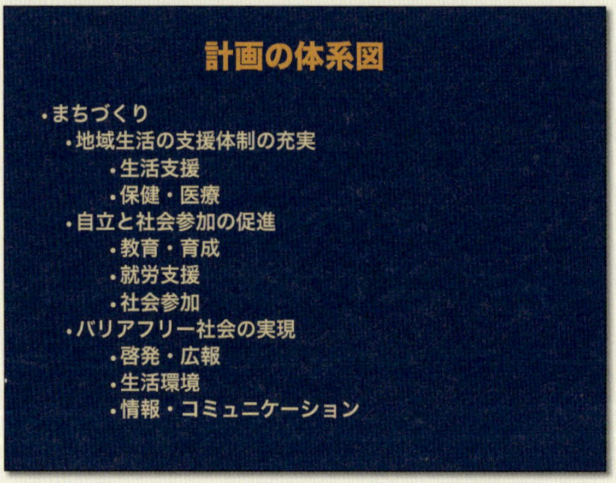

◀大分類、中分類、小分類と階層構造になっている箇条書き

〈構成〉を表現するチャートの例その1―体系図

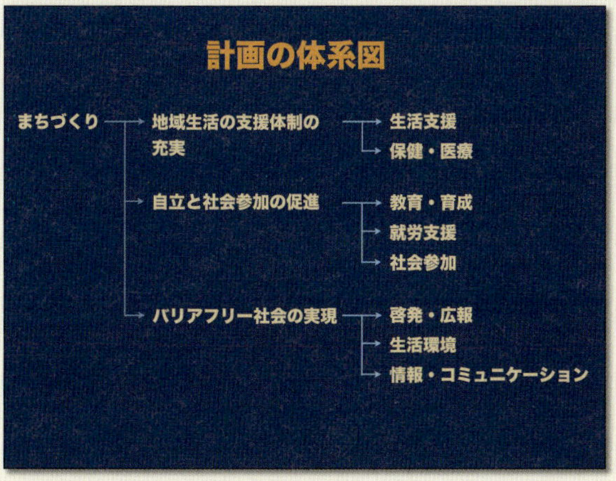

左から右へ階層が分化していくことを表現する

〈構成〉を表現するチャートの例その2―組織図①

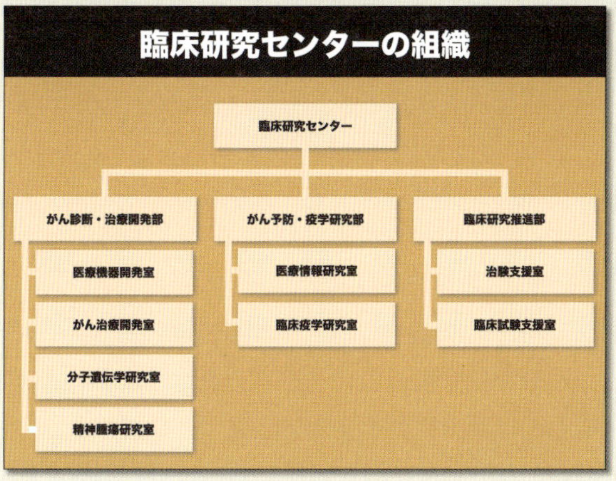

上から下へ階層が分化していくことを表現する

〈構成〉を表現するチャートの例その3―組織図②

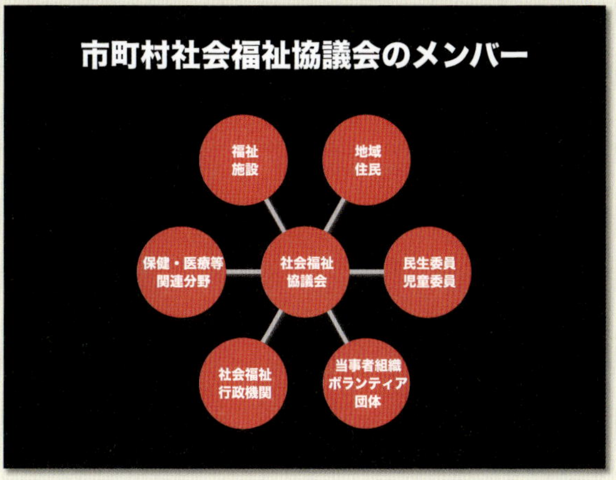

中央から周辺に広がっている組織図を表す。ただし、この内容では、上から下や左から右へ分化した表現ほど、上下関係が強くない印象を与える

39 こういうときにこのチャート④ 表やグラフをチャートにする

POINT!
- 表やグラフの形式を借りて表現する
- 多くの人が知っているものごとの仕組みや成り立ち、関係などを借りてチャートにできる

表やグラフの構造を使ってチャートにできる。

表やグラフの形式を借りる、たとえを使う

表は縦罫線と横罫線で項目を囲むことによって表現するが、この形式を生かしながら、形をデフォルメし、見やすくしたり伝えるべきことを強調したりしてチャートにできる。チャートにすることで扱う情報が増えるわけではないが、視覚的効果がアップする。

一方、グラフは縦軸、横軸で区切られた領域を使って表現するが、こうした形式を生かしてチャートにすることが可能だ。詳細な数値よりも、大まかな分布や傾向を優先して示すときに使う。

また一般に多くの人が知識として持っているものごとの仕組みや成り立ち、関係などを借りてチャートにできる。**バランスや重みづけを表すときは、はかりのイメージを使ったり、ステップを踏むものは階段にたとえて示したり、組織をピラミッド構造で示したりする。**

表の形式を生かしたチャートの例

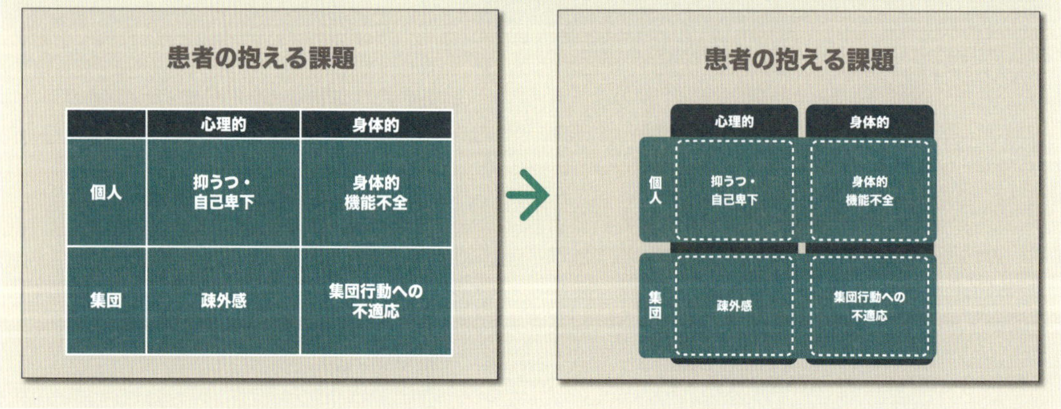

◎グラフの形式を生かしたチャートの例①

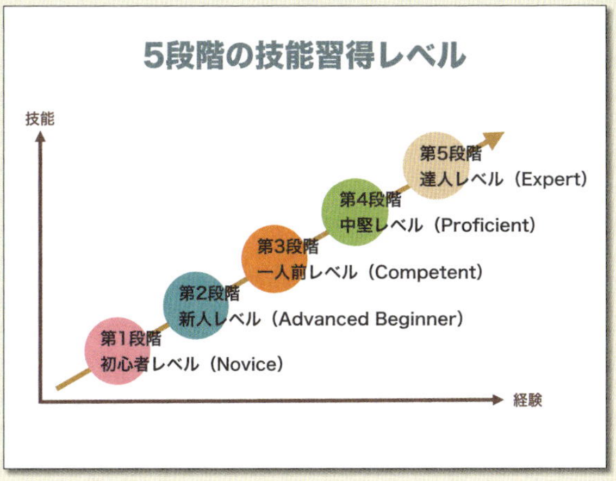

◀縦軸と横軸の形式を使って、左下から右上に行くほど進んでいく様子を表現する

◎グラフの形式を生かしたチャートの例②

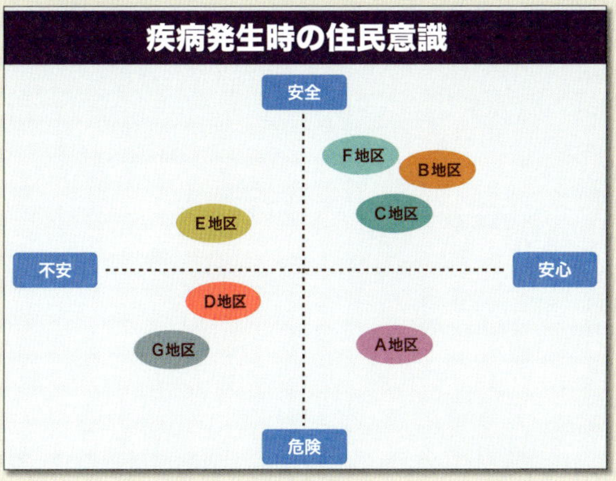

◀縦軸と横軸の形式を使って、要素の分布を表現する

◎階段のたとえを使ったチャートの例

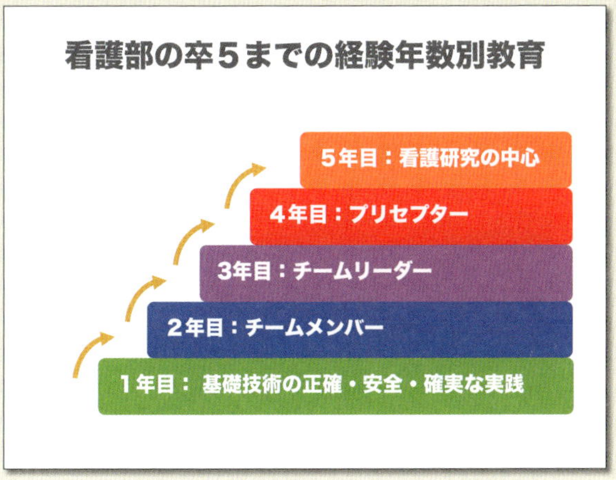

◀ステップを踏んで段階的に成長していく様子を階段にたとえて表現する

40 チャートを使うときは、ここを気をつける

POINT!

- チャートは抽象化することで、わかりやすくした表現
- 適度に抽象化したり、ルールを守って表現することで効果を上げる

実際にチャートを作ってみると、ひと目で把握しにくかったり、ごちゃごちゃした表現になったりすることがある。できあがった表現が気になったときには見直し、改善していこう。

細部まで描き込まないで、適切に抽象化する

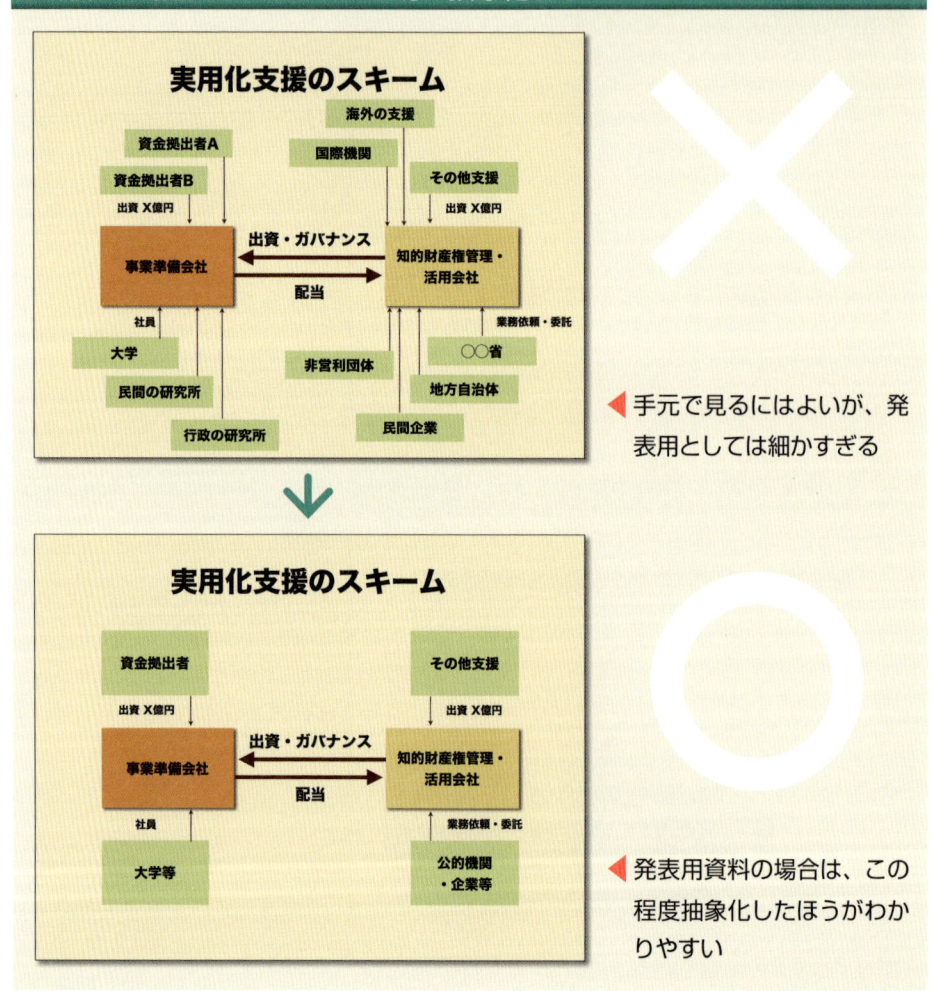

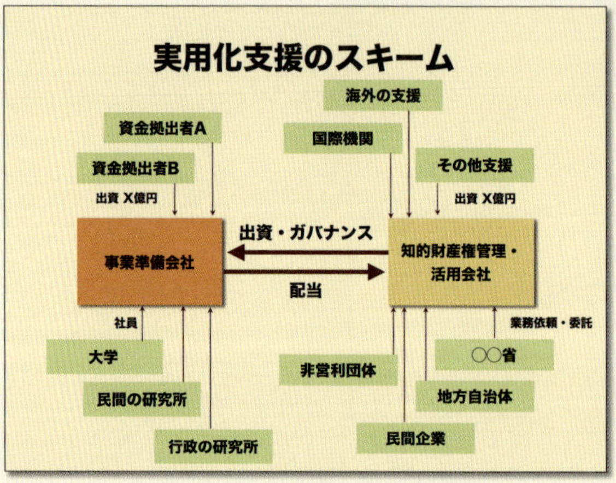

×

手元で見るにはよいが、発表用としては細かすぎる

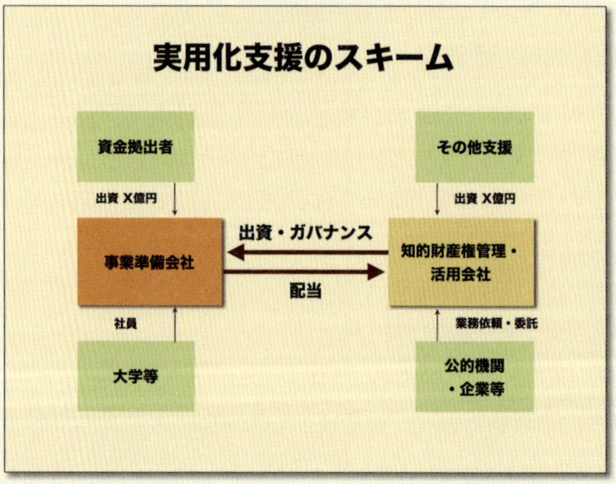

○

発表用資料の場合は、この程度抽象化したほうがわかりやすい

チャートの特徴を生かした表現を心がける

チャートは概念、仕組み、構成・成り立ちなどを表現するが、いずれも実際の形をそのまま写し取ったものではない。たとえば組織は階層構造を使った組織図で表現されるが、現実の組織は階層構造で存在するわけではなく、室内に机があったり、人がいるだけだ。

つまりチャートは抽象化した表現なのだ。そのため**必要以上に細部まで忠実に描写したり、一定のルールを守らなかったりすると、チャートを使っても効果を上げることはできない。**

次項から、効果的なチャート表現のポイントについて見ていこう。

◎要素をとりあえず配置した表現からすっきりきれいに見える表現に

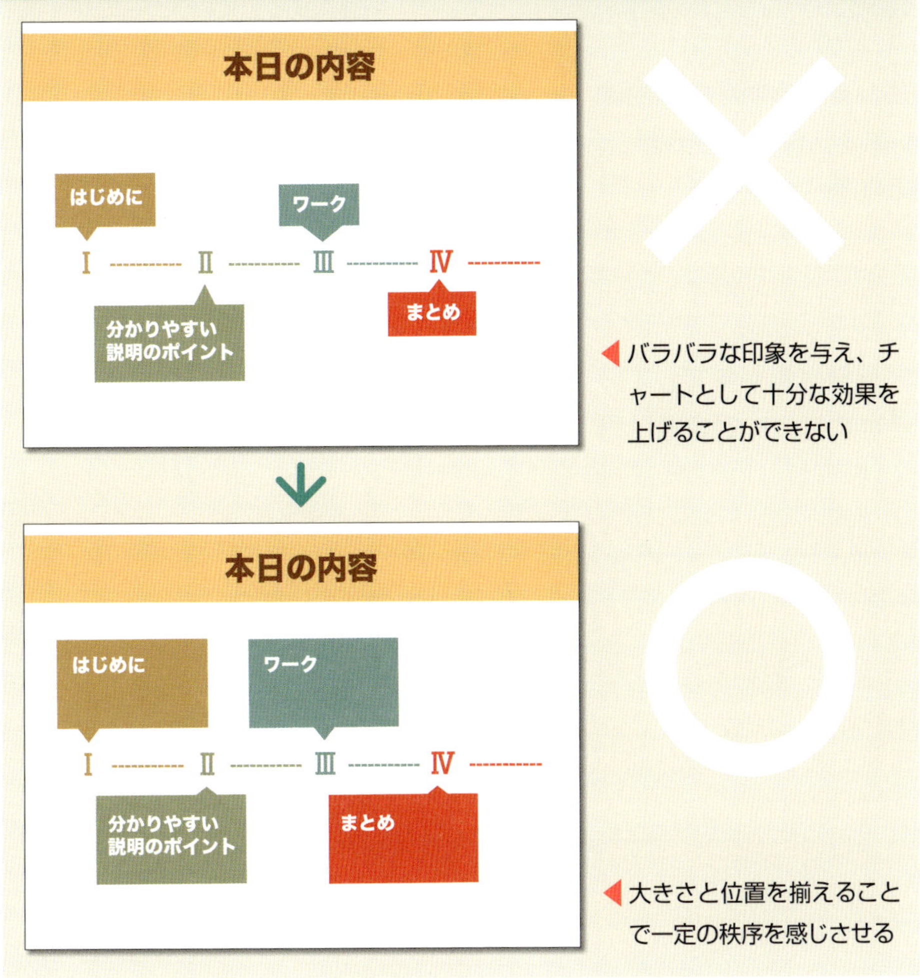

バラバラな印象を与え、チャートとして十分な効果を上げることができない

大きさと位置を揃えることで一定の秩序を感じさせる

41 文字による表現はシンプルに

POINT!
- ▶文字による表現に配慮してチャートの特性を生かす
- ▶いったん思いついた表現をシンプルなものに換えていく

チャートはポイントを絞って、ものごとの本質を伝えるための表現手段。この特質を生かすためには、チャートの形だけではなく、そこで使われる文字による表現にも注意する必要がある。

◎シンプルなテキスト表現をする

現在、発生している問題の原因はケアレスミスによるものが80％を占めている	→	問題の80％がケアレスミスから
ここ数年、異常気象が多発しているので、それに連れて対象数は増えてきている	→	異常気象による対象数の増加
対象となる地域においては、人口そのものが大幅に減ってきている	→	対象地域の人口減少

チャートの特質を生かすシンプルな表現

チャートに使われている**文字による表現が冗長なものになっていると、たとえ形はチャートでも、効果を上げることができない**。たとえば「現在、発生している問題の原因はケアレスミスによるものが 80% を占めている」という表現を、そのまま枠で囲んでチャートの要素にすると、繁雑でわかりにくいものになってしまう。この場合は「問題の 80% がケアレスミスから」とするとよい。

表現をシンプルにするには、いったん思いついたものを

(1) 重複している語句を省く

(2) 意味に影響しない語句は省く

(3) まわりくどい表現はしない

といった方法で練り上げていく。

◎シンプルな表現ですっきりきれいに見せる

看護部の卒5までの経験年数別教育

- 5年目：看護研究の中心的役割を担う
- 4年目：プリセプターを任せることができる
- 3年目：チームリーダーを務めることができる
- 2年目：チームのメンバーとして行動できる
- 1年目：基礎技術について正確・安全・確実に実践できる

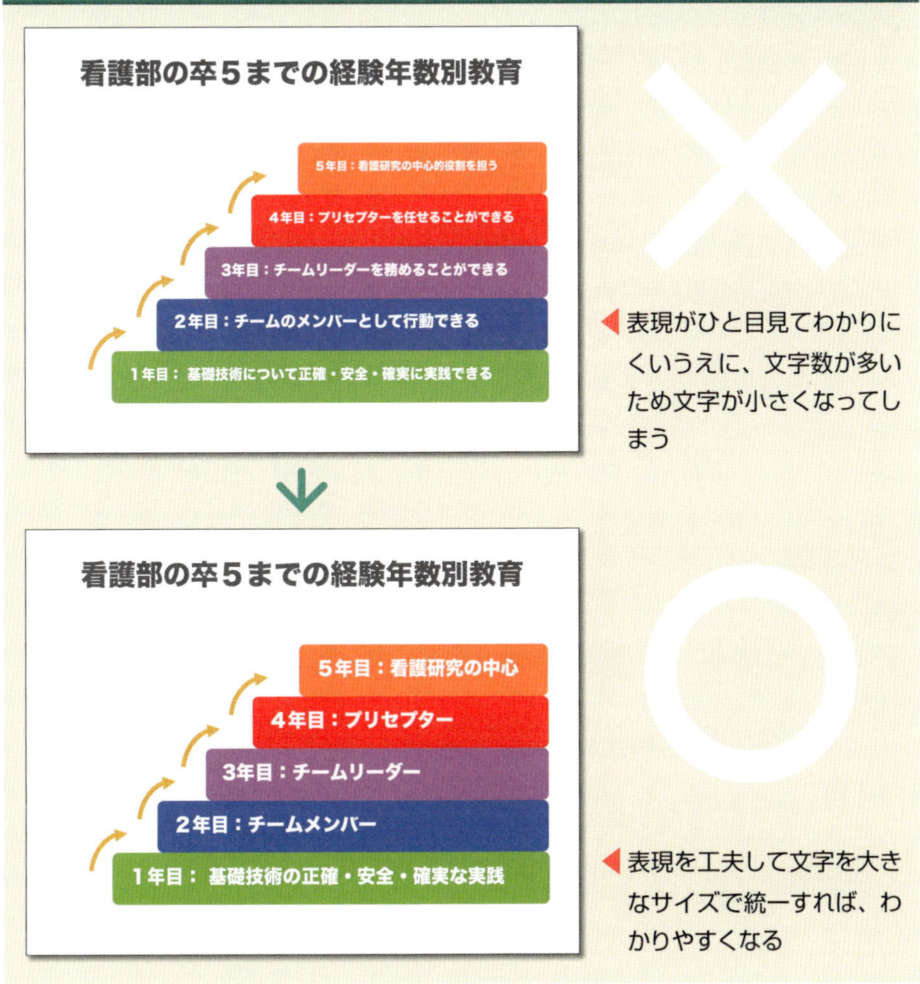

表現がひと目見てわかりにくいうえに、文字数が多いため文字が小さくなってしまう

看護部の卒5までの経験年数別教育

- 5年目：看護研究の中心
- 4年目：プリセプター
- 3年目：チームリーダー
- 2年目：チームメンバー
- 1年目：基礎技術の正確・安全・確実な実践

表現を工夫して文字を大きなサイズで統一すれば、わかりやすくなる

42 矢印を使いこなす①
目立たせない

POINT!
- 見やすいチャートを作るには何を目立たせるかを意識する
- 矢印は目立たせないで、全体のバランスに合わせた表現にする

チャートの表現でよく見かける失敗のひとつは、矢印だけが目立っているものだ。たかが矢印と思うかもしれないが、スライド全体の印象に大きく影響を与える。

◎矢印はスライド全体のバランスを考慮し、目立たせない

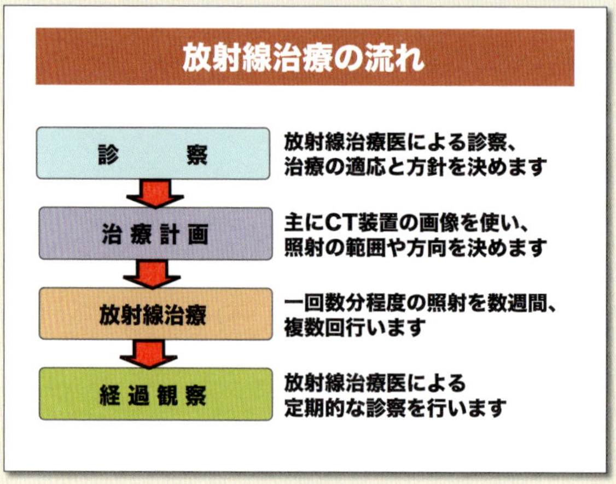
放射線治療の流れ
診　察
放射線治療医による診察、
治療の適応と方針を決めます
治療計画
主にCT装置の画像を使い、
照射の範囲や方向を決めます
放射線治療
一回数分程度の照射を数週間、
複数回行います
経過観察
放射線治療医による
定期的な診察を行います

×

◀矢印が突出して目立っている

↓

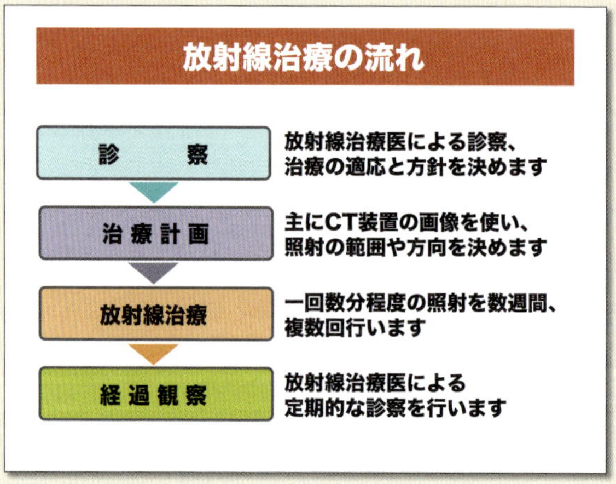
放射線治療の流れ
診　察
放射線治療医による診察、
治療の適応と方針を決めます
治療計画
主にCT装置の画像を使い、
照射の範囲や方向を決めます
放射線治療
一回数分程度の照射を数週間、
複数回行います
経過観察
放射線治療医による
定期的な診察を行います

○

◀矢印はスライド全体の印象に合わせ、目立たせないように表現する

ゴチャゴチャした印象を与えない

見やすいチャートを作るには何を目立たせるか、何を目立たせないかをはっきり意識することがポイントだ。チャートに使う矢印は、要素と要素をつなぐもので、文章で言えば接続詞に相当する。文章における接続詞が読む人に強く意識させることがなく文意をふくらませる役割を果たすように、**矢印は本来チャートやスライドの中で目立たずに役割を果たす**。

パソコンのソフトで用意された矢印は、そのまま使っても形や色だけで十分目立ってしまうことがある。必要以上に目立つときには手を加え、全体のバランスを崩さないように表現を整えておこう。

◎矢印が目立ちすぎるときには、別の表現も検討する

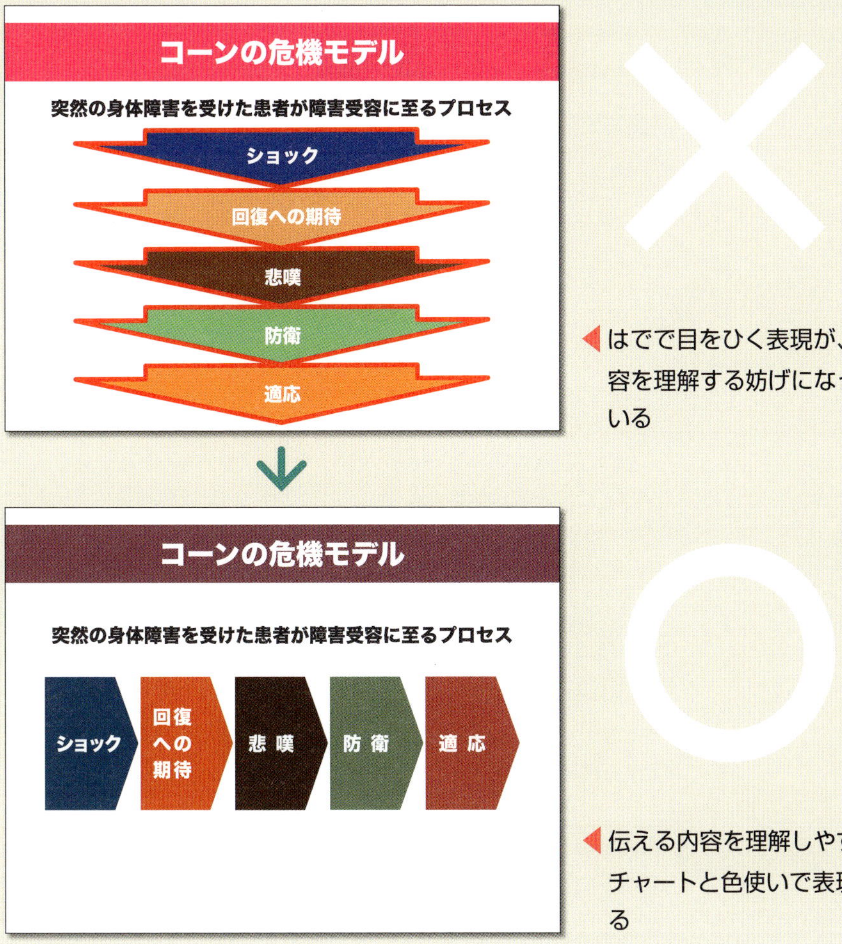

◀はでで目をひく表現が、内容を理解する妨げになっている

◀伝える内容を理解しやすいチャートと色使いで表現する

43 矢印を使いこなす②
使い分ける

POINT!

- 矢印や、矢印に添える説明文を工夫することで、より多くのことを伝える
- 矢印の意味に順序や分類があれば、それらを表現にする

チャートで使う矢印の脇に短い説明文を添えて使う表現がある。そうしたときに、ちょっとした工夫で効果を上げることができる。

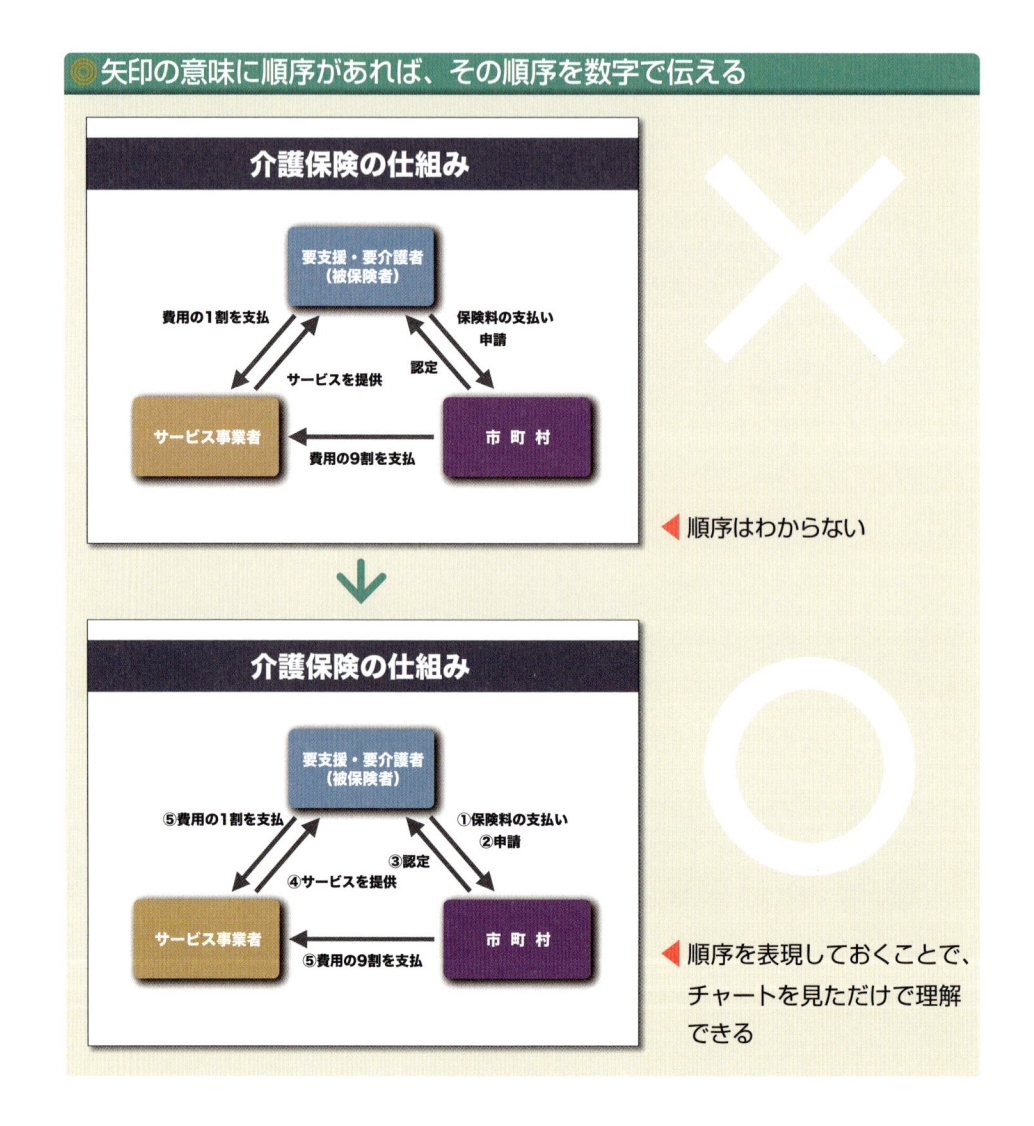

◎矢印の意味に順序があれば、その順序を数字で伝える

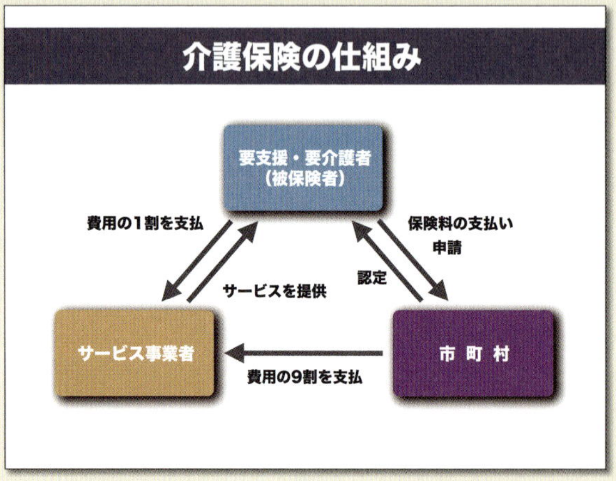

×

順序はわからない

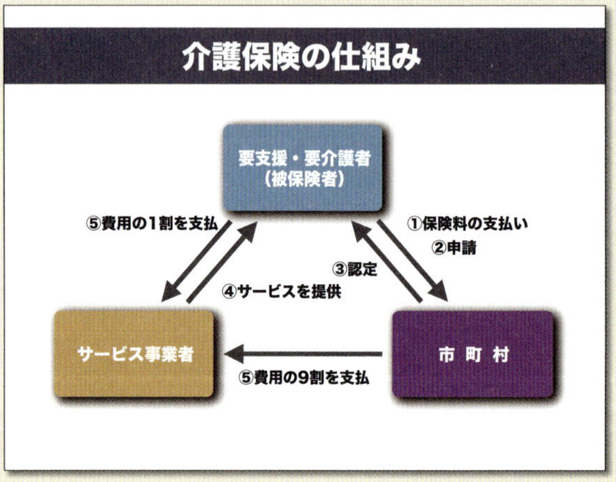

○

順序を表現しておくことで、チャートを見ただけで理解できる

矢印を使って順序や分類を伝える

矢印を使って要素どおしの関係ややりとりを表現ができる。その関係に順序がある場合、説明で話して伝えるだけでなく、見るだけで、その順序がわかるように説明文の行頭に数字を入れておこう。

さらに**相互の関係ややりとりがいくつかに分類できるならば、矢印の色を変えるなどして、その分類を視覚的に表現するとよい。**

◎矢印の意味が分類できる場合は、その分類を表現する

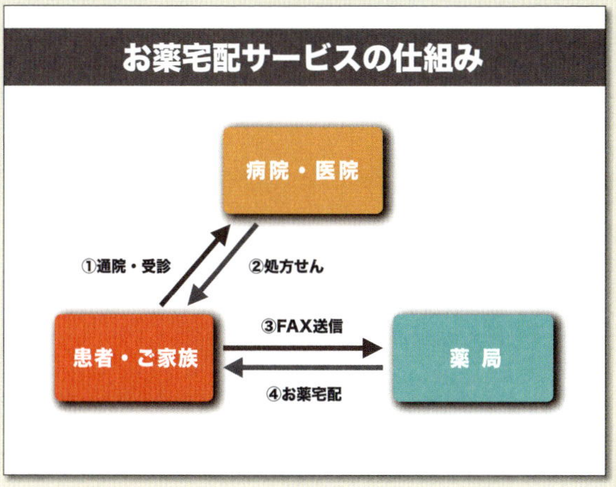

×

◀矢印でやりとりする内容だけを表現している

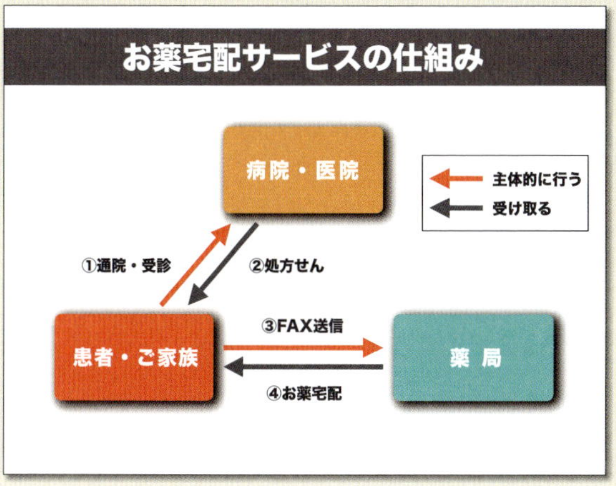

○

◀色を使って矢印の意味を分類する

揃える①

44 囲み枠を整える

POINT!

- テキストと囲み枠の間にスペースを取ってゆったり見せる
- スペースの目安は文字サイズの1/2前後

テキストと枠の間には適度なスペースを空けることで、すっきり見やすく、読みやすいものにできる。

テキストと囲み枠の間はテキストの1/2程度空ける

チャートではテキストを枠で囲んで使うが、そのテキストと枠を近づけすぎれば、窮屈な印象を与えてしまう。**テキストと枠の横の空白を文字の幅の1/2前後、縦の空白は文字の高さの1/2前後を目安に空けておこう。**

◎テキストと枠の間のスペースを取る

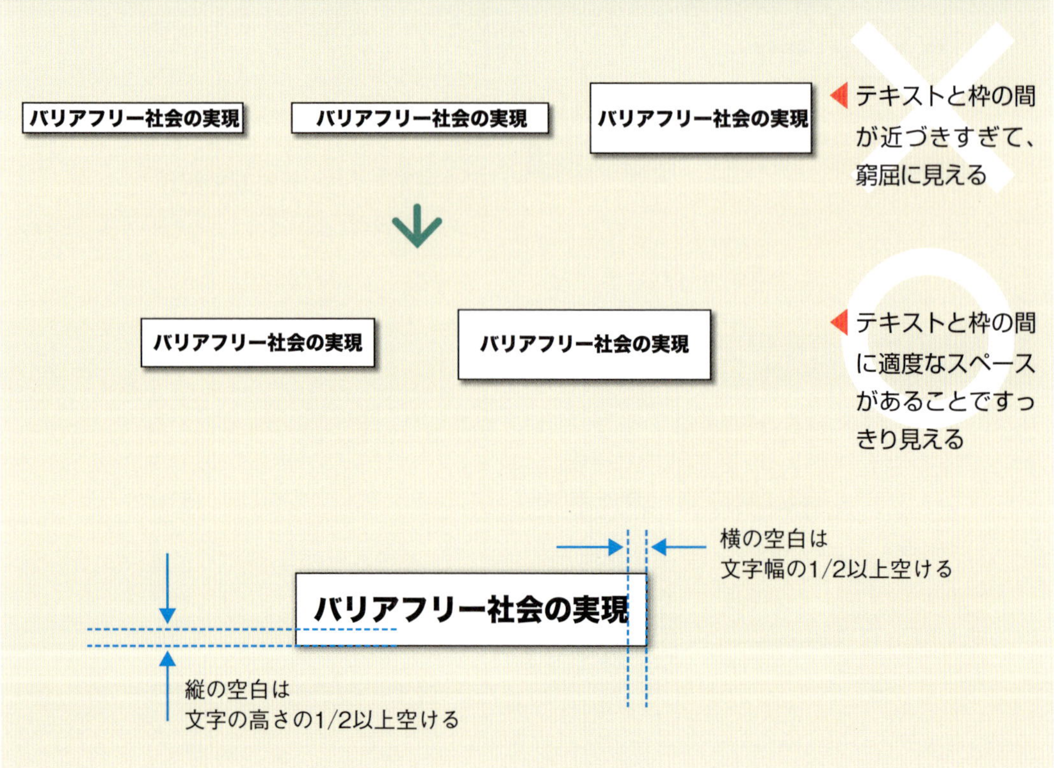

バリアフリー社会の実現
バリアフリー社会の実現
バリアフリー社会の実現
テキストと枠の間が近づきすぎて、窮屈に見える
バリアフリー社会の実現
バリアフリー社会の実現
テキストと枠の間に適度なスペースがあることですっきり見える
横の空白は文字幅の1/2以上空ける
バリアフリー社会の実現
縦の空白は文字の高さの1/2以上空ける

◎適度なスペースを空けることで、すっきり見せる

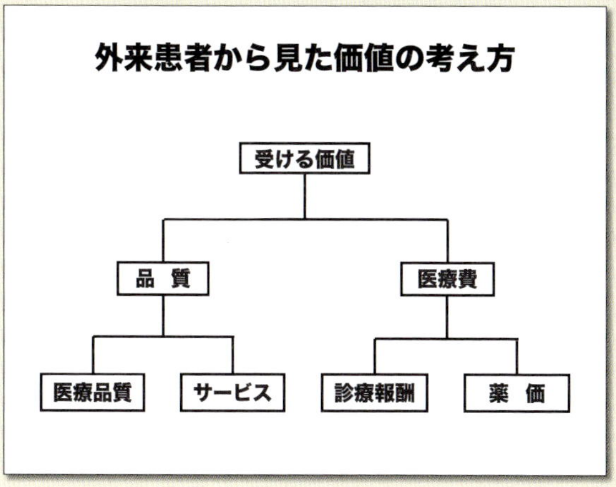

×

◀囲み枠ぎりぎりまでテキストが入っているので窮屈に見える

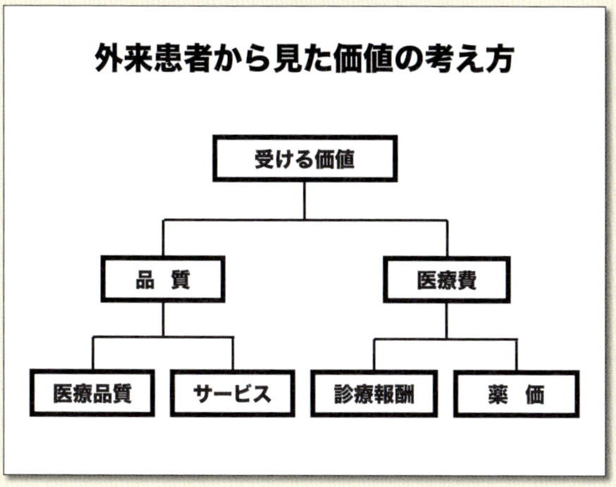

○

◀テキストと枠の間に適度なスペースがあることで、すっきり見える

アニメーションと画面切り替え効果

アニメーション機能を使って、文字や図形が右から左から飛んでくるような演出は目障りで、メッセージを伝えることに役に立たないのでやめておいたほうがよい。

またひとつのスライドから次のスライドへ移る際の画面切り替え効果は適切に使うと有効だが、目まぐるしく感じたり、動きに気を取られ肝心の発表内容に注意が向かないような使い方は避けよう。使うのであれば［フェード］のように必要以上に目をひかないものを中心に使う。

45 揃える②
大きさを揃える

POINT!
- ▶同じ位置づけの要素の枠は大きさや形を統一する
- ▶枠が先にあり、そこに文字が入っていると考える

要素を囲む枠の大きさを意識することで見やすさをアップし、理解しやすい表現にできる。

◎文字数の多少に関わらず、同じ大きさの枠で囲む

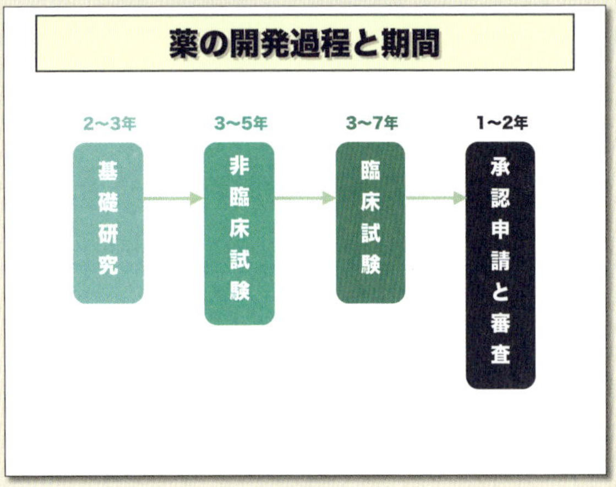

×

◀囲み枠がバラバラなので、全体のバランスが悪い

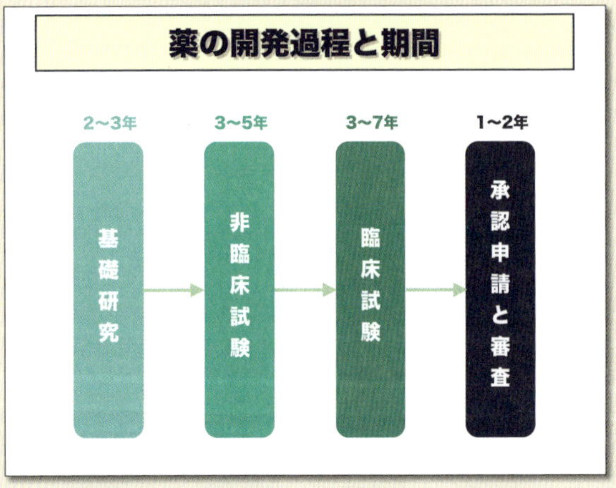

○

◀同じ位置づけの要素は囲み枠の大きさや形を統一することで、すっきり見える

同じ位置づけの要素は枠の大きさを統一する

実際に資料に使われているチャートを見ると、囲み枠の大きさをバラバラにしているものが少なくない。そうするのはチャートを描くときに文字列を枠で囲むという考えがあるからだ。そのため、文字数の多い項目は長い枠で、少ない項目は短い枠で、また二行ある項目だけは二行分の高さの枠で囲んでしまう。

ところが見る立場になると、最初に文字ではなく、枠の形を見て理解しようとする。**複数の枠が同じ大きさや形になっていれば、それらの位置づけも同等だと認識する。**こうしたとらえ方に配慮し、先に枠があり、その中に文字を入れると考え、同じ位置づけ要素は同じ大きさや形の枠にしておく。

◎同じ位置づけの要素は同じ大きさの枠で統一する

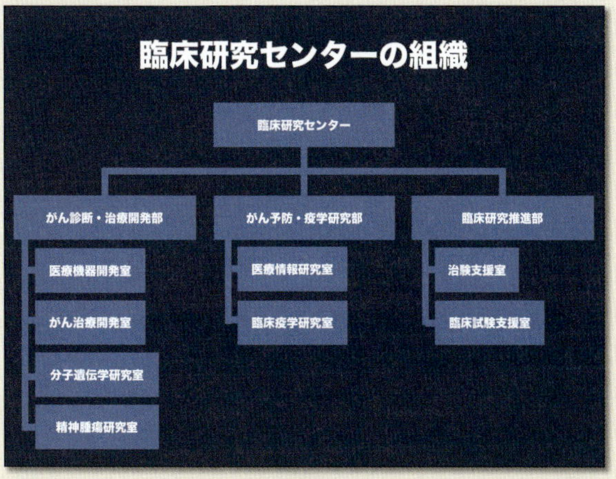

✕

◀同じ階層の組織であるにも関わらず、異なる幅の枠を使っている

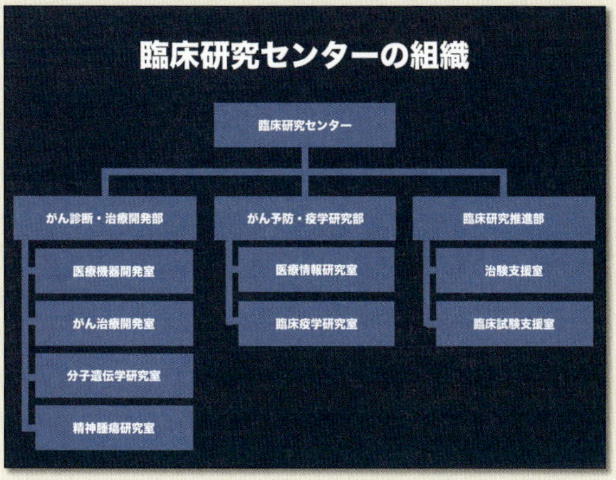

○

◀同じ階層の組織を同じ大きさの枠で統一することで、すっきり見える

46 揃える③ 位置を揃える

POINT!

- チャートの要素は意識して配置する
- 離れた要素を整列させる

チャートで使う枠や線、矢印の配置を工夫することで、すっきりきれいになる。

要素を見えない基準線に揃える

チャートの要素を描くとき、とりあえず描いているとバラバラな配置になってしまう。こうした表現は散らかった部屋と同じで落ち着かない印象になる。

きれいに整理整頓された部屋のように、すっきりきれいに見せるために、文章や図の領域の端を揃えたり、矢印の配置を揃えられるところは揃えたりしよう。揃えるために、作るときに目に見えない基準線を意識するとよい。この**基準線の数が少なければ少ないほど、すっきりきれいになる。**

◎「40チャートを使う時は、ここを気をつける」に使われた例

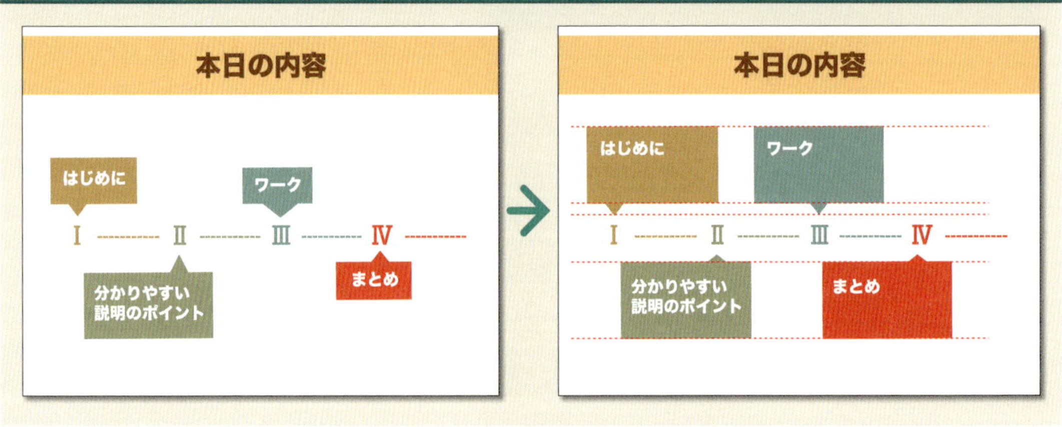

◎基準線を意識して位置が揃うように配置する

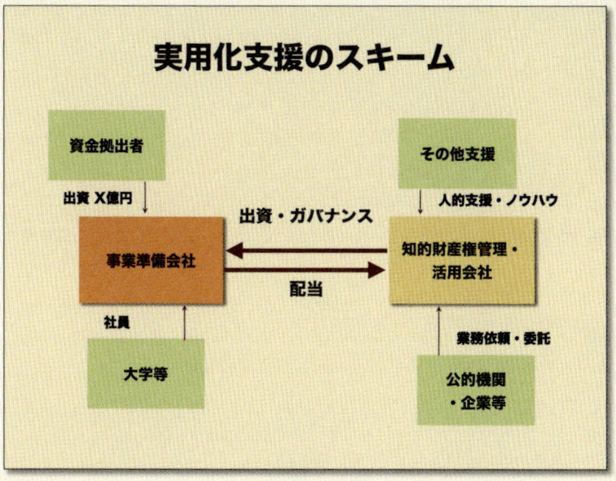

◀配置を意識しないまま描くとバラバラな印象になってしまう

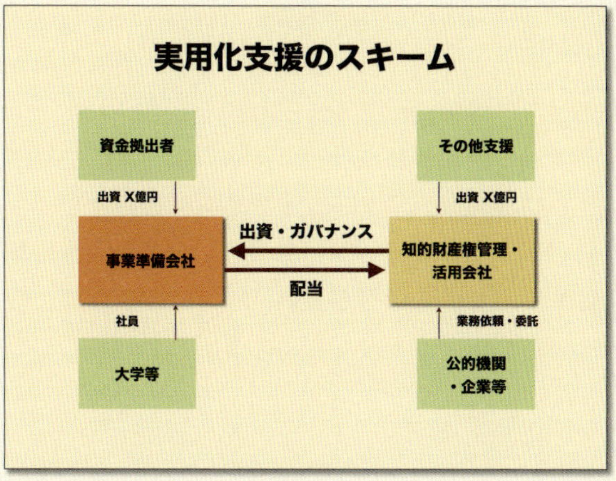

◀揃えられるところは揃え、すっきりきれいに見せる

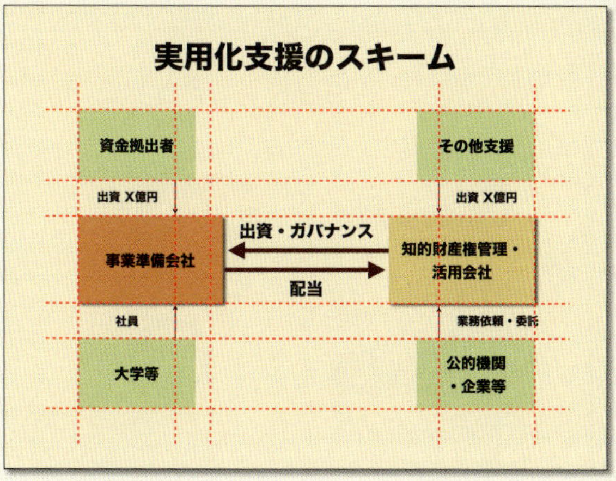

◀上の図の基準線。基準線は少ないほうがよい

47 チャートにイラストや写真を使う

POINT!

- イラストや写真を使うことで、さまざまな関心のレベルを持つ人の注目を集めることができる
- イラストや写真はあつらえたように見えるものを使う

テレビや新聞では、イラストや写真を使った表現をよく見かける。こうした表現をチャートに応用しよう。

イラストや写真で演出効果を高める

チャートのイメージができあがったら、それぞれの要素を写真やイラストにしてみよう。写真やイラストを使うことで、容易に目をひくことができる。

使う写真やイラストは、伝えるイメージにぴったり合ったものを使うことがポイントだ。写真が手元になければデジタルカメラやケータイで撮影することもできるが、イラストはセンスがないと自分で描くのは難しい。**あつらえたように見えるものが入手できなければ、使うのはやめておいたほうがよい。**イラストや写真を使って扱う情報が増えるわけではなく、あくまで目をひくための演出だということを忘れてないようにしよう。

チャートに写真を使う

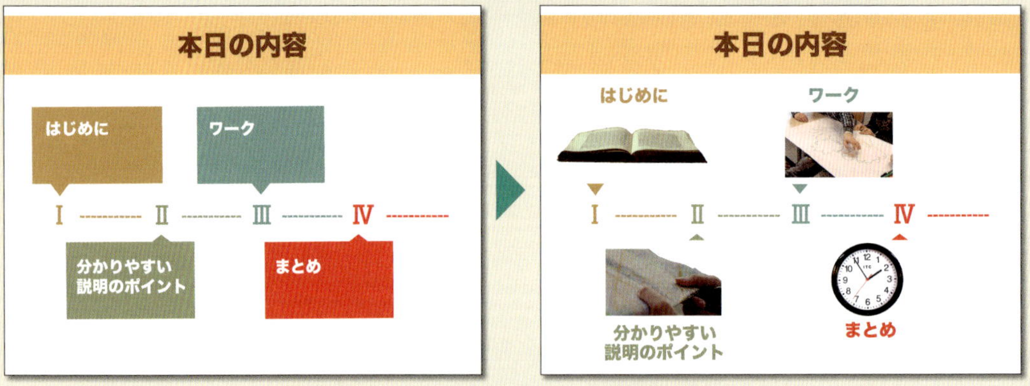

photo by New Professionals Licensed under CC-BY 3.0 Unported

チャートに写真やイラストを使う考え方の手順

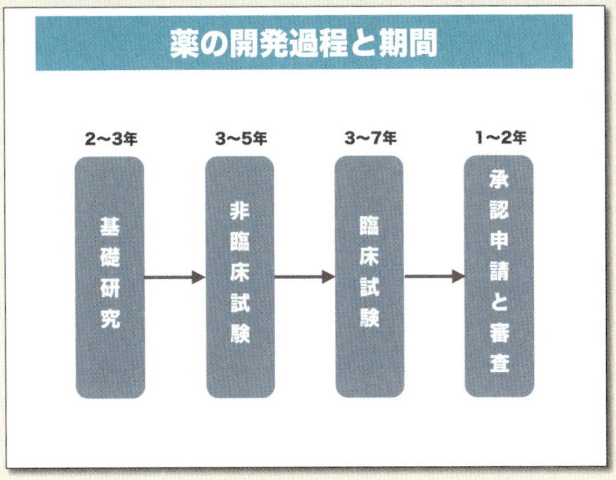

◀チャートで手順を表す

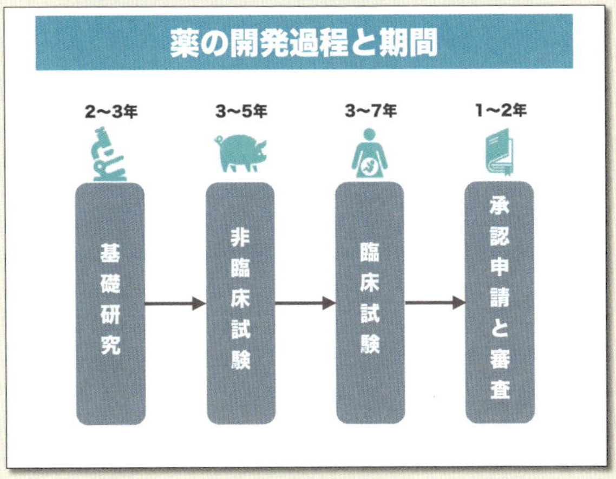

◀各項目にイラストを添える
（ここまではよく見かける）

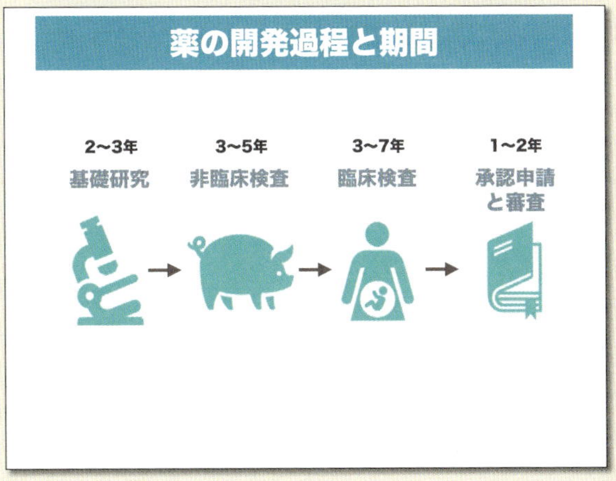

◀各要素をイラストを主とし
て表現する

48 チャートを動かす

POINT!

- チャートを動かして、関心をひきつける
- 順に見せていくことで段階を踏んだ説明ができる

人は、止まっているものの中に動くものを見つけると、自然に目がひきつけられる。チャートを動かせば相手の注意をひくことができる。

チャートを使って段階を踏んで説明する①

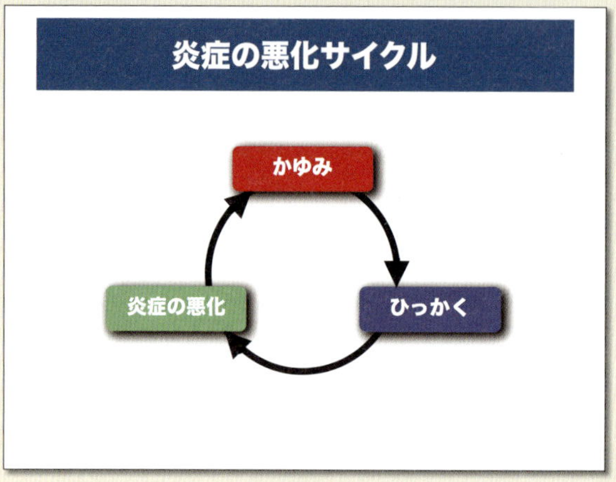

最初にサイクルについてひととおり説明する

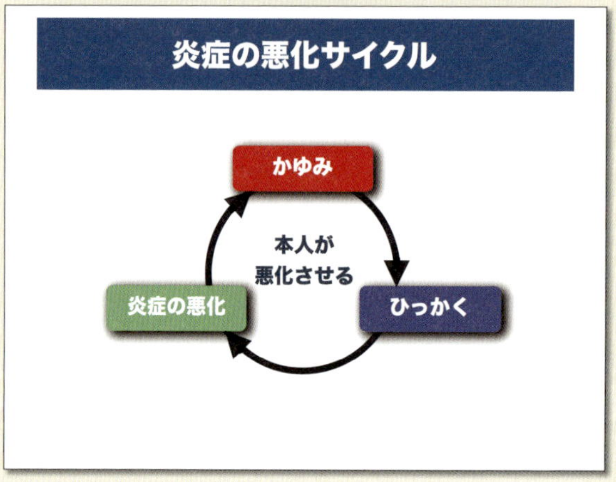

次に「本人が悪化させる」ことを付け加える

変化をつけながら、段階を踏んで説明する

アニメーションや動画といった動きのある説明は、スクリーンを使ったプレゼンテーションならではだ。チャートの一部を見せておき、いったん説明したあとに、そこに要素を追加しながら、説明していけば、相手の関心をひきながら段階を踏んで説明できる。

このときのポイントはタイミングだ。説明が終わる前に次の部分を見せてしまったり、切り替えの間（ま）が長すぎると、せっかくの演出もだいなしになってしまう。他の部分の準備は印刷したものを使うこともできるが、**動かすスライドは、必ずパソコンを使って説明の準備と確認を行っておく。**

◎チャートを使って段階を踏んで説明する②

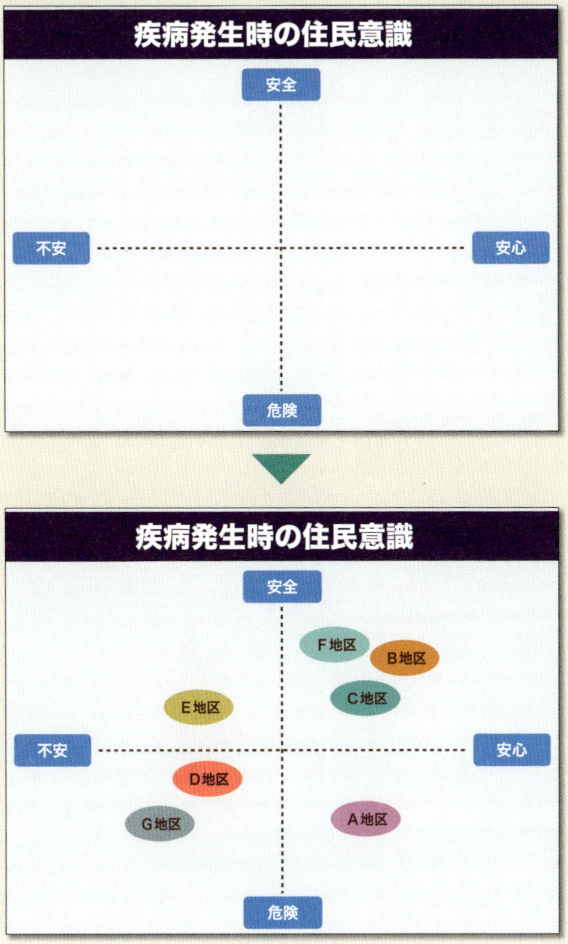

◀まず整理の軸について説明する

◀次に調査結果について説明する

◎チャートを使って段階を踏んで説明する③

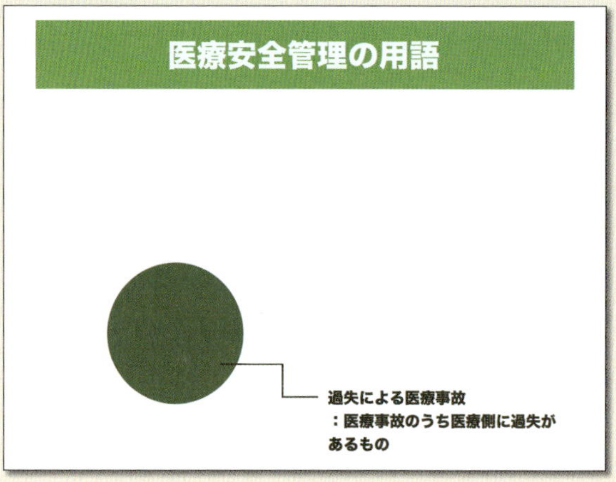
医療安全管理の用語
過失による医療事故
：医療事故のうち医療側に過失が
あるもの

◀最初に一番中核となる要素（過失による医療事故）を説明する

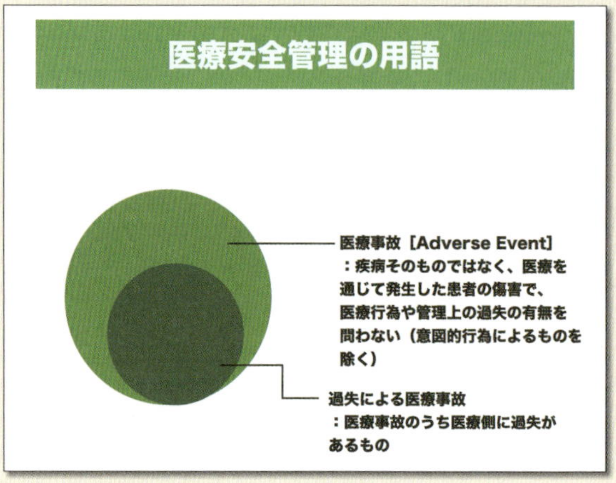
医療安全管理の用語
医療事故［Adverse Event］
：疾病そのものではなく、医療を
通じて発生した患者の傷害で、
医療行為や管理上の過失の有無を
問わない（意図的行為によるものを
除く）
過失による医療事故
：医療事故のうち医療側に過失が
あるもの

◀次に、その周辺（医療事故）について説明する

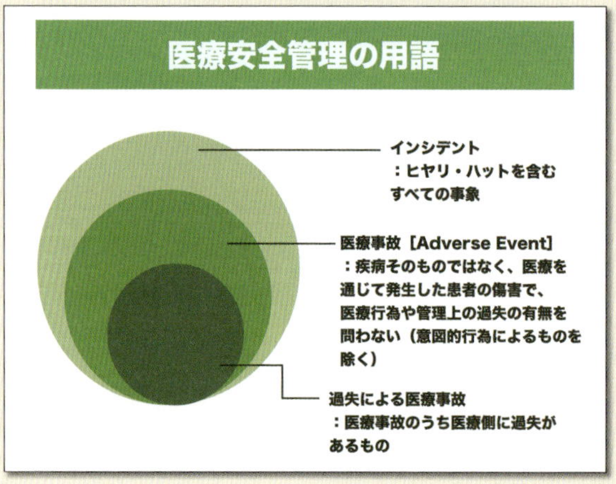
医療安全管理の用語
インシデント
：ヒヤリ・ハットを含む
すべての事象
医療事故［Adverse Event］
：疾病そのものではなく、医療を
通じて発生した患者の傷害で、
医療行為や管理上の過失の有無を
問わない（意図的行為によるものを
除く）
過失による医療事故
：医療事故のうち医療側に過失が
あるもの

◀最後に、さらにその周辺に存在するもの（インシデント）があることを示す

◎チャートを使って段階を踏んで説明する④

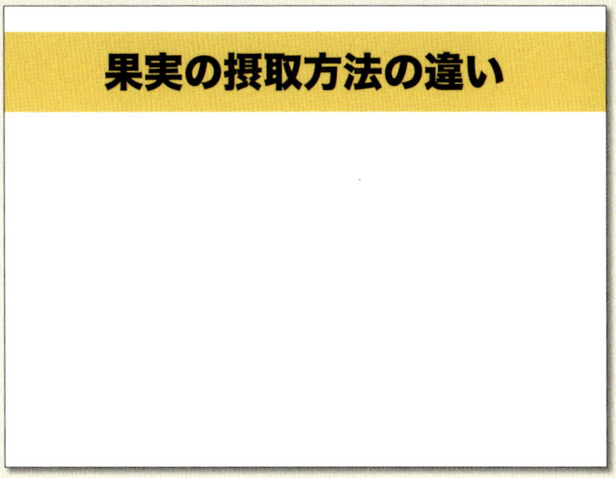

◀最初にタイトルだけを示し、関心をひきつける

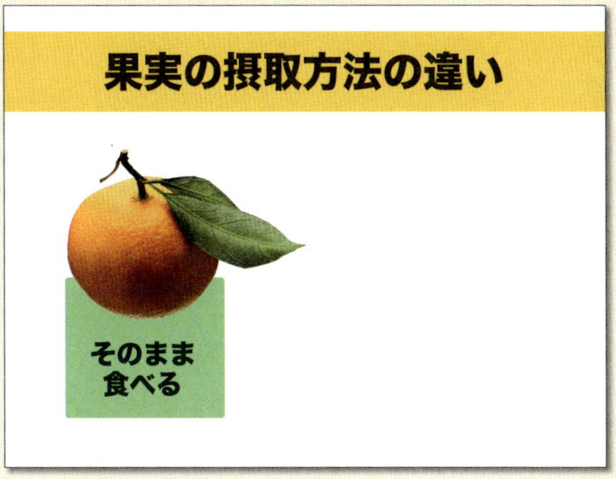
果実の摂取方法の違い
そのまま食べる

◀次に、要素のうちのひとつ目について説明する

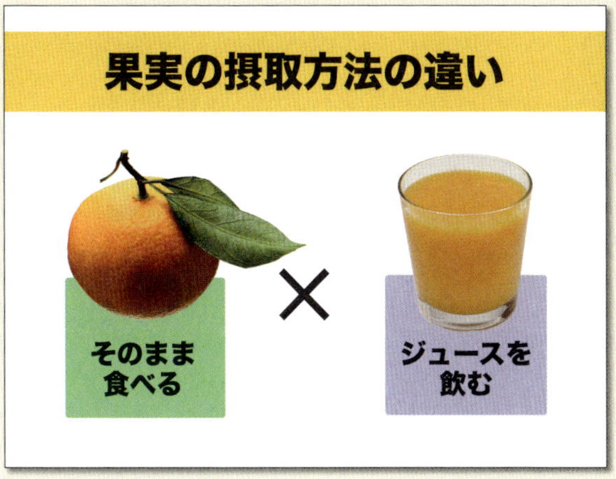
果実の摂取方法の違い
そのまま食べる
×
ジュースを飲む

◀さらに、ひとつ目に対抗するように、二つ目があることを示し、その内容を説明する

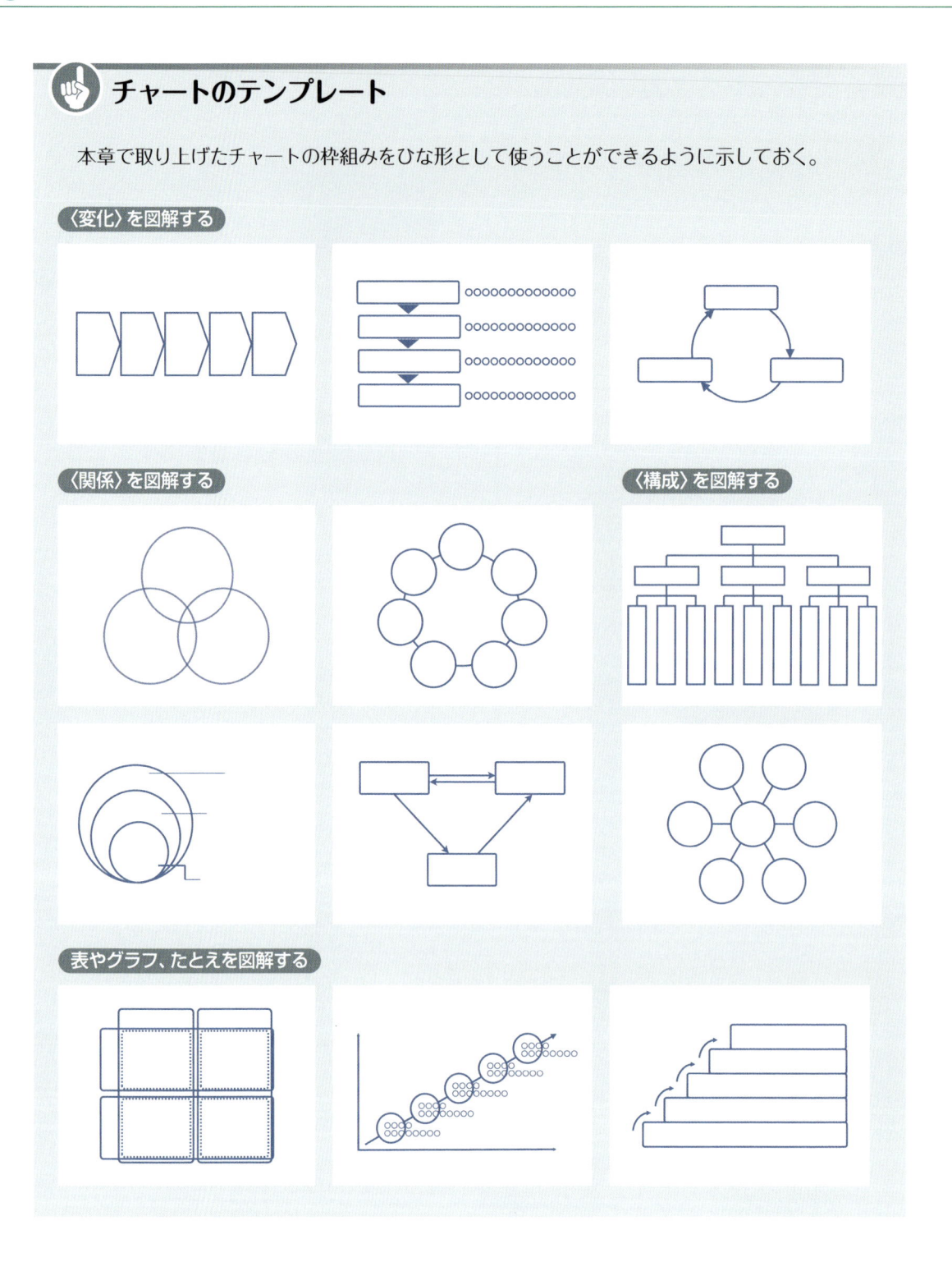

チャートのテンプレート

本章で取り上げたチャートの枠組みをひな形として使うことができるように示しておく。

〈変化〉を図解する

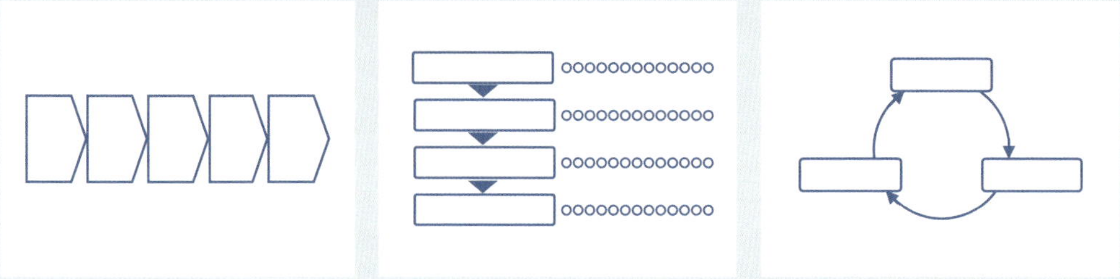

〈関係〉を図解する

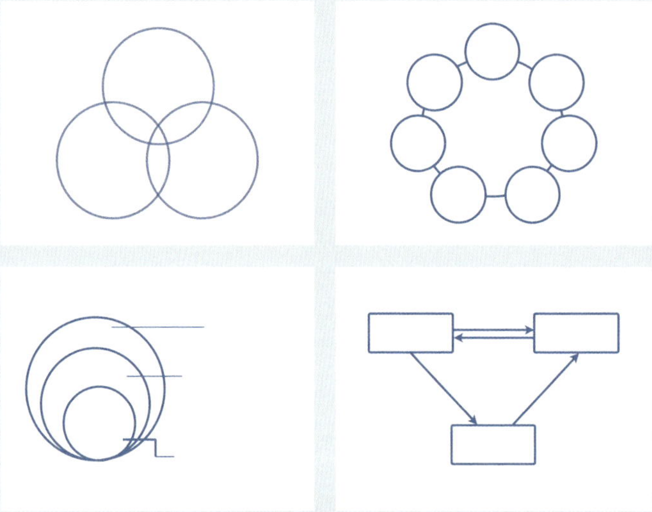

〈構成〉を図解する

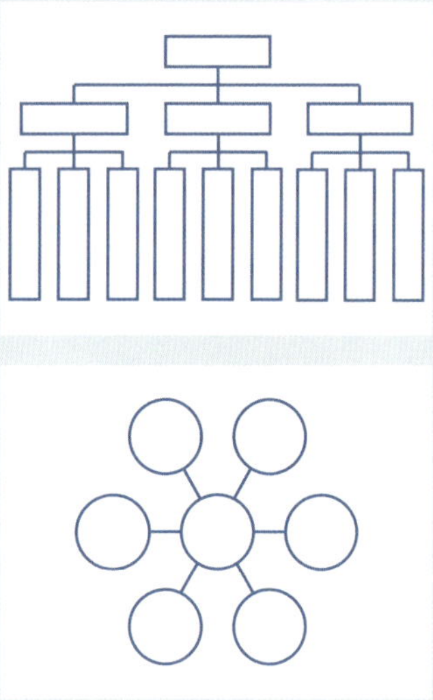

表やグラフ、たとえを図解する

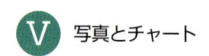

VI

学会以外の発表では
どうしたらよいか？

49 論文の構成と表現を安易に流用しない

POINT!

- 発表用資料は論文とは目的が異なり、論文の構成と表現とは違いがある
- 発表用資料では利用シーンを考慮した構成と表現を採用する

発表用資料を論文のダイジェスト版として考え、作ってもうまくいかない。論文と発表用資料は、同じ内容を扱っても、表現や構成は異なるからだ。発表用資料を作るには、最初からそれにふさわしい表現と構成を考えて取り組むことが必要となる。

利用シーンに応じた表現と構成を

論文は手元で読み、読み手自身が理解していくペースを調整する。じっくり理解したいところであれば、その分、時間をかけることができる。ところが、**発表の場では、理解するのは相手だが、理解していくペースは説明者が調整する。**たとえ理解する側はわからないところが出てきて、じっくり考えたいと思っても、説明はその先へ進んでしまう。このため発表用資料で論文の表現と構成を安易に流用すると、伝わらなくなってしまう。

論文の記述ルールは発表にあてはまらない

論文と発表用資料の表現と構成はどう違うのだろうか。論文は決められた約束ごとがあり、読めばすべて理解できる説明文と詳細な図表から構成される。約束ごとを身につければ、説明で取り上げる順番を迷うことはないし、各項目の記述はどこまで詳しく書いたらよいかと、逐一悩むことはない。

一方、**論文と違って発表用資料は取り扱う事実についてすべて取り上げるわけではない。**論文の文章やグラフ、表を使ってスライドにしたり、書かれている文章を読み上げるような説明をすれば退屈な発表になってしまう。相手の関心を引きながら説明を続けていくためには、状況や発表時間を頭に入れながら「どこまで詳しく表現するか」「何から取り上げ、どういう順番で取り上げたら理解しやすいか」工夫する必要がある。

地図にみる２つの資料の表現の違い

表現と構成の違いのうち、まず表現から見ていこう。両者の違いは、地図にたとえて考えると理解しやすい。地図でいえば、論文は国土地理院が作成した地形図に、

発表用資料は道路地図、鉄道路線図、観光地図などに相当する。これら二つの地図は用途に応じた異なる表現方法が採用されている。両者の違いを無視して混同すれば、役に立たない。たとえば駅の切符売り場の路線図に国土地理院の地形図が採用されていたらどうだろう。乗り換え方も運賃も、利用者にはすぐにわからない。またカーナビの地図に国土地理院の地形図が使われていれば、ナビゲートの役には立たない。

取り上げられているが役に立たない

注目すべきは、国土地理院の地形図にも駅や鉄道路線の情報、主要交差点、公共施設など乗り換えや運賃、道のナビゲートに必要な情報は掲載されていることだ。掲載されていながら役に立たない。その場ですばやく読み取ることができないからだ。

論文と発表用資料も同じことがあてはまる。**論文のように読めばわかる網羅的な文章や小さな文字で埋められた詳細な表は、説明用資料にそのまま使うわけにはいかない。**使ってしまえば、国土地理院の地形図を提示し「切符を買って下さい」「車を運転して下さい」と相手に強要しているのと同じことになってしまう。

こうしたことから発表用資料にふさわしい特有の表現があることが理解できるであろう。個々の考え方とテクニックについては、これまでの章で取り上げたとおりだ。

論文と発表用資料の表現の違い

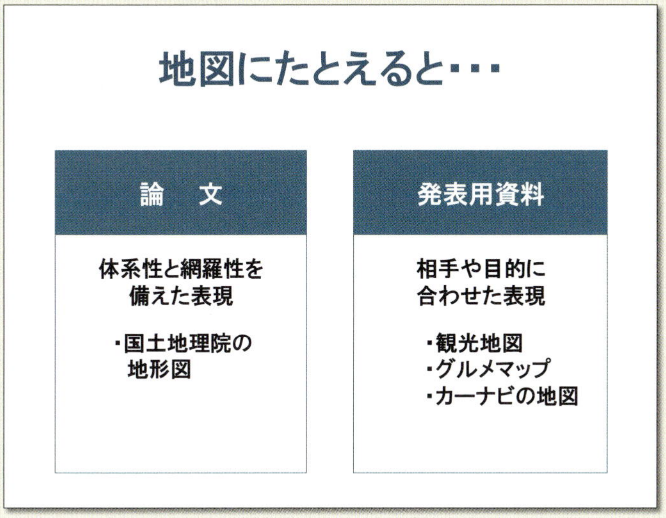

50 説明の流れで理解の階段を昇っていく

POINT!

- 一枚のスライドで、ひとつのテーマを取り上げる
- 発表では、ひとつのテーマを確実に理解してもらってから、次のスライドの説明に移る

前項で、論文と発表用資料の表現の違いについて取り上げた。ここでは構成の違いを見ていこう。これらの違いを理解するために両者を作成するときに使うパソコンのソフト、すなわちワープロとプレゼンテーションソフトの違いから説明を始めよう。

説明全体を相手の理解しやすいテーマに区切って説明していく

ワープロソフトを使っていると、文字を入力し、ページがいっぱいになれば、自動的に新しいページが作成される。しかしプレゼンテーションソフトでページに入りきらない文字を入力しても新しいページはできない（設定によって異なることがある）。

このことは、**ワープロソフトで作られる資料では、一ページに入るボリュームは文字数、あるいは行数によって決まっているが、プレゼンテーションソフトで作られる資料では一ページのボリュームは文字数や行数で決まっているわけではない**ことを示している。では、プレゼンテーションソフトの資料で一ページに入るボリュームを決めるのは、何だろう。それはそのページで取り上げる「テーマ」だ。

前項で説明したように、発表では理解のペースは説明する側が握る。相手の理解できる情報量やペースを無視して話を進めれば、相手は説明についてこられなくなってしまう。話の流れについてきてもらうためには、相手が理解しやすいボリュームでテーマを区切り、順に取り上げていく必要がある。

一歩一歩階段を昇るように理解を進めてもらう

発表の場では、スライドを使って、ひとつひとつのテーマを確実に理解してもらい、段階を踏んで全体として理解できるものにする。このときのひとつのテーマを理解してもらい、それが終わったら、次のスライドへ進むという行為は、相手が一段一段、理解の階段を昇っていく様子に例えられる。実際の階段は人の歩幅を考慮した適度の高さで均一なステップを並べ、昇りやすく作られている。もし階段の途中で昇ることが難しいような高いステップがあれば、それ以上先に進むことができなくなってしまう。同じように説明で急に論理の飛躍があったり、スライドのつな

がりや関連を見出すことができなくなったりすれば、その時点で相手は理解の階段を昇る意欲を失ってしまう。項目から項目への移動が難しすぎず、やさしすぎることのないように組み立てられている説明であれば、相手は余計な努力をすることなく最後まで到達できる。

階段のステップに急なものから緩やかなもの、幼児用やバリアフリーと状況に応じて種類があるように、**発表用資料のスライドでは自分がまとめやすい単位ごとではなく、相手が理解しやすい単位ごとにスライドを用意しておく**。同じ内容を取り上げるにしても、専門知識を持つ相手には1ページで済むことも、詳しい知識を持たない相手には複数のページを使って説明する。

◎理解のステップと階段のステップは同じ

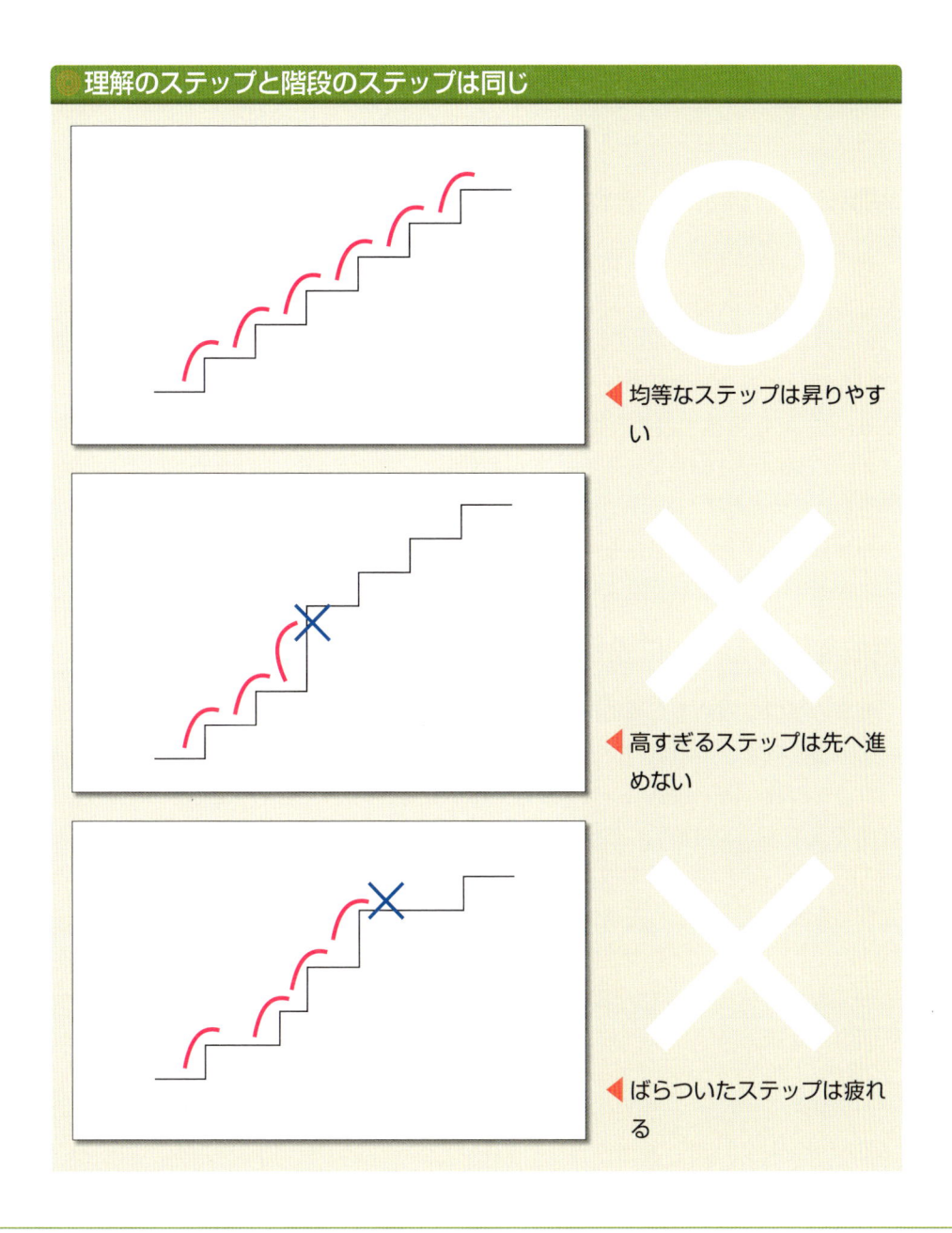

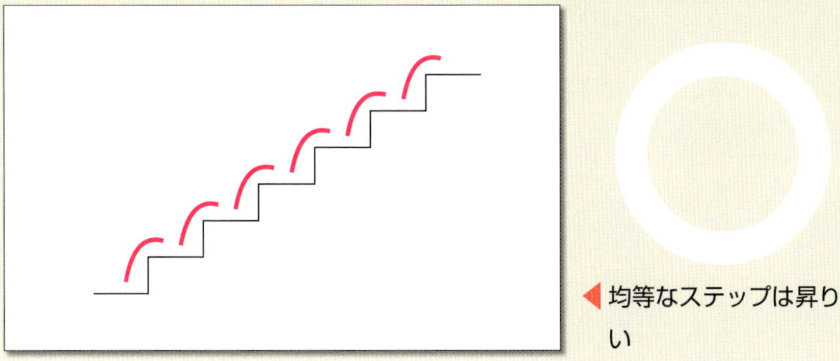

◀均等なステップは昇りやすい

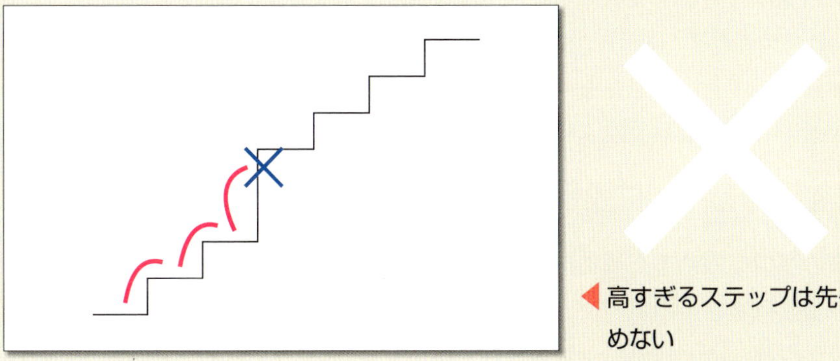

◀高すぎるステップは先へ進めない

◀ばらついたステップは疲れる

51 スライドを作る前に説明の設計図を描く

POINT!

- 一ページ一ページの完成度を上げるだけでは、よい説明にはならない
- 説明の組み立てのためには設計図を描くとよい

一枚一枚のスライドの完成度をあげても、説明の構成がきちんとしていなければ、言いたいことは伝わらない。そこでわかりやすく説得力のある構成を組み立てる手法を紹介しよう。

説明全体を構成し、それに基づきスライドを作っていく

資料の作成では、一枚一枚のスライド表現を練り上げれば、効果的な資料ができると考えている人が少なくない。しかし、こうした取り組みだけでは、必ずしもわかりやすい資料にはならない。実際に、**ひとつひとつのスライドの完成度は高いが、説明を聞いてみると内容が伝わってこない資料は少なくない**。伝わらない理由は、文章やグラフ、写真などの表現は的確だが、説明の途中で「いま聞いているこの話と、この前の話はどういう関係なんだろう」「急に、この話題に変わったのは、なぜだろう」と考えさせてしまうからだ。

わかりやすさという点から考えれば、説明全体の構成を固めることは、一枚一枚のスライドをどう見せるかより優先する。

構成を固めるために設計図を描く

発表の構成を固めるためには、説明の設計図を描くとよい。設計図の例として、右に本書を執筆する際に作成した設計図をあげておく。

こうした設計図の役割は一軒家を建てることをイメージすると理解しやすい。家を建てるときには建築士に住みたい家のイメージを伝え、それをもとに設計図を描いてもらう。そして、その設計図を何度か確認し、「これなら大丈夫」となったら完成した設計図をもとに工務店の人々が現地で造り始める。もし設計図を描かずに住みたい家のイメージを大工の棟梁に伝え、棟梁が若い衆を連れ、釘とかなづちを使って取りかかるというやり方をすれば、人が住む家を造ることはできないだろう。説明も同じだ。

説明の設計図の例（本書を執筆する際に作成した設計図）

医学学会発表の技術（仮題）

【フォーマットと構成】

資料作成の基礎
- シーンから考える文字サイズ
- 書体と文字の大きさ
- 行間隔と視覚的なまとまり

資料作成の応用
- スライドとメッセージ
- タイトルの工夫
- 目次で予告
- 紐付けスライド
- 箇条書きをビジュアル化

【ひと目見てわかるビジュアル表現】

効果的な色の使い方
- 背景の色
- 色の数は増やさない
- 既存デザインを手本に
- 世代別の配色サンプル

表とグラフ
- 表は罫線を減らす
- グラフの見た目とメッセージ
- グラフの種類や表現の工夫
- 凡例と注釈をつける

写真とチャート
- 引き出し線と使い方
- 写真の色を使う
- チャートの活用と種類
- チャートを生かすテクニック

【学会以外の発表：構成を練る】

- 論文と発表用資料の違い
- 説明の流れと理解の階段
- 説明の設計図を描く

【資料を仕上げる、発表する】

仕上げる
- 空白を生かした構図
- 統一性を感じさせる
- スライドの表現をチェックする
- 構成をチェックする

発表する
- 相手に語りかける
- スライド切り替えの間
- あがり症対策

52 ポスト・イットを使って資料を構成する

POINT!

- ポスト・イットを使って説明の設計図を作る
- 材料を整理しながら、徐々に説明のフレームワークを固めていく
- 「情報を集める段階」と「情報をまとめる段階」をはっきり区別する

前項で取り上げた説明の設計図は手描きで書いてもよいが、複雑なものや馴染みのない状況で説明する場合には、よりしっかり取り組む必要がある。そのときに役立つのが「ポスト・イット組み立て法」だ。ポスト・イットを使うことによって説明に取り上げる材料を整理し、枠組みを固めながら細部に手を加え、徐々に構成を完成させていく。

まず発想を広げ、そのあとで整理する

ポスト・イット組み立て法では、「情報を集める段階」と「情報をまとめる段階」を明確に分けている。最初からまとめることを考えて情報を集めたほうが効率がよいと思いがちだが、そうした方法では、よく知っている情報や手軽に集められる情報に偏ってしまい、できあがった資料は自分が詳しく知っていたり得意なところのボリュームが膨らんで、説明全体のバランスを欠いたりしたものになってしまう。

バランスのよい構成を組み立てるためには「情報を集める段階」と「情報をまとめる段階」とをはっきり分け、「情報を集める段階」ではできるだけ発想を広げておき、「情報をまとめる段階」では発想を整理し、集約させることに集中するようにする。

ポスト・イット組み立て法の手順

それでは具体的な方法について説明しよう。まずポスト・イットに代表される付箋と白紙の A4 用紙数枚を用意する。**付箋を使うのは書き出したキーワードをもとに構成を考えるとき、手軽に入れ替えたり並べ替えたりできるからだ。**付箋の大きさは一枚にあまりたくさん書くことのできないサイズで、75 ミリ×14 ミリ前後がおすすめだ。

付箋と用紙が用意できたら、次の手順でまとめていく。

(1) キーワードを抜き出す
(2) グループにまとめ、見出しをつける
(3) ストーリーを考える
(4) 構図をまとめる

(5) 説明の設計図を完成させる

このうち (1) が「情報を集める段階」、(2)～(5) が「情報をまとめる段階」だ。それではひとつひとつの内容を見ていこう。

(1) キーワードを抜き出す

説明の設計図に使うことができそうな情報をできるだけたくさん集めていく。具体的な作業は、**用意した付箋一枚に一つのキーワードを書き出し、その付箋を用紙の上に貼っていくことを繰り返す。**

このとき使うかどうか迷ったものは付箋に書き出しておく。また書き出した情報を見て、さらに思いついたことがあれば、どんどん追加していこう。

◎キーワードを抜き出す

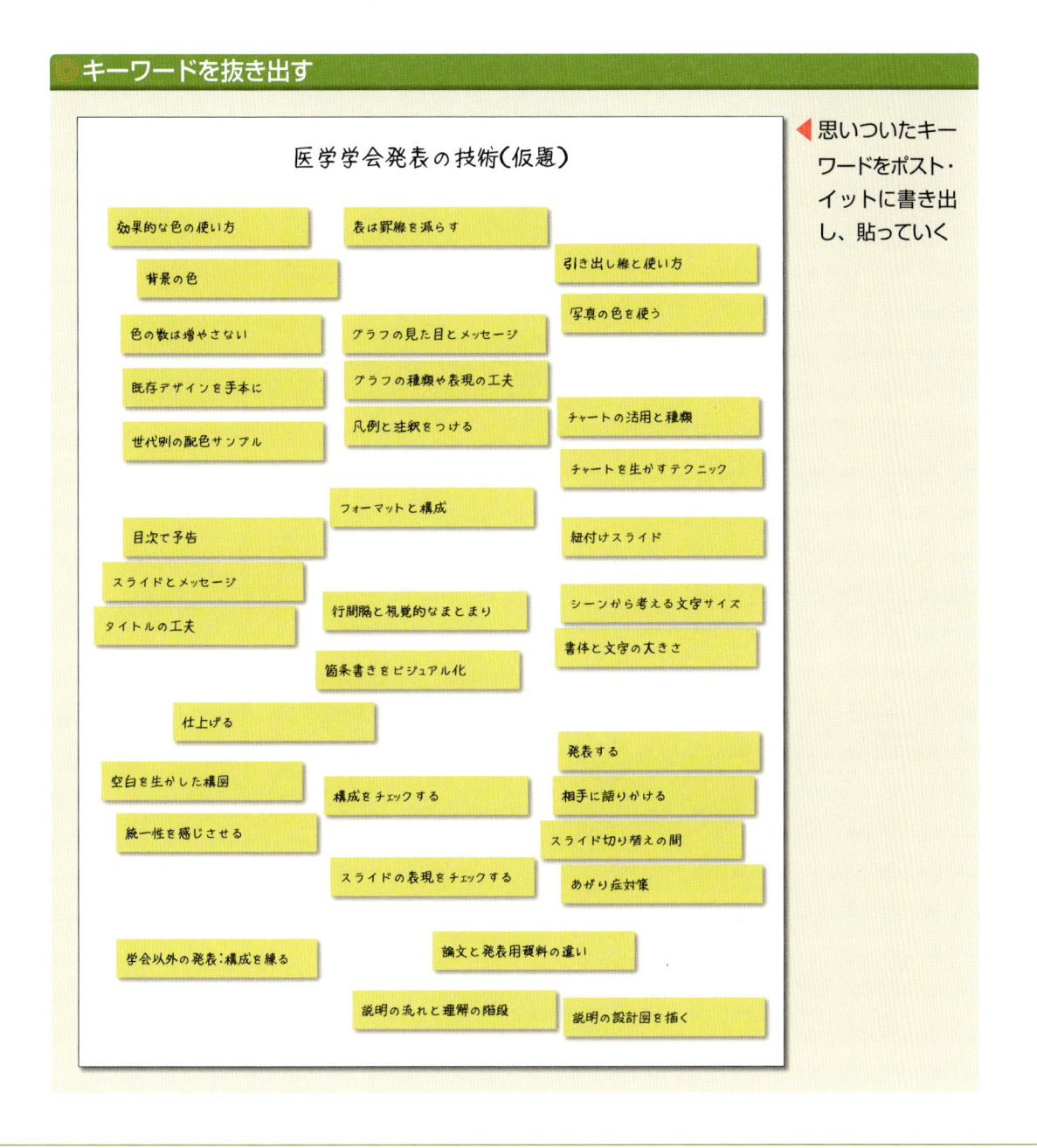

◀思いついたキーワードをポスト・イットに書き出し、貼っていく

(2) グループにまとめ、見出しをつける

ここでは二つの詳細手順がある。

手順①：書き出したキーワードを見て、似たものや関連のありそうなものを近くに並べ替える。

手順②：ひととおり並べ替えたら、キーワードを「大見出し」「小見出し」「その他」の三段階に分け、大見出しのキーワードの前に■、小見出しのキーワードの前に●をつけておく。この段階で、重複しているものや余分なものは削り、新たに思い浮かんだキーワードや見出しは付箋に書き出し、追加しておこう。

◎グループにまとめ、見出しをつける

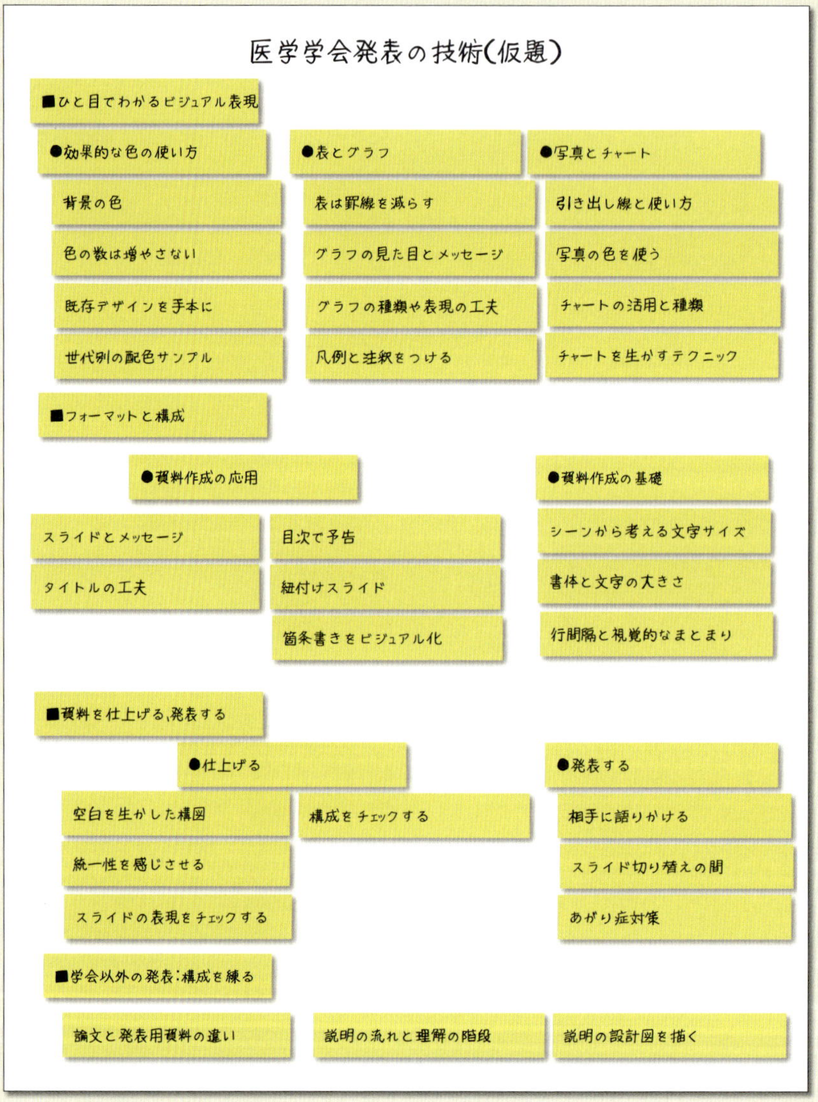
医学学会発表の技術(仮題)
■ひと目でわかるビジュアル表現
●効果的な色の使い方
背景の色
色の数は増やさない
既存デザインを手本に
世代別の配色サンプル
●表とグラフ
表は罫線を減らす
グラフの見た目とメッセージ
グラフの種類や表現の工夫
凡例と注釈をつける
●写真とチャート
引き出し線と使い方
写真の色を使う
チャートの活用と種類
チャートを生かすテクニック
■フォーマットと構成
●資料作成の応用
スライドとメッセージ
タイトルの工夫
目次で予告
紐付けスライド
箇条書きをビジュアル化
●資料作成の基礎
シーンから考える文字サイズ
書体と文字の大きさ
行間隔と視覚的なまとまり
■資料を仕上げる、発表する
●仕上げる
空白を生かした構図
統一性を感じさせる
スライドの表現をチェックする
構成をチェックする
●発表する
相手に語りかける
スライド切り替えの間
あがり症対策
■学会以外の発表：構成を練る
論文と発表用資料の違い
説明の流れと理解の階段
説明の設計図を描く

◀キーワードから見出し付きのグループを作っていく

(3) ストーリーを考える

ここでは二つの詳細手順がある。

手順①：見出しのキーワード（■と●をつけた付箋）に着目し、ストーリー構成を考え、その構成にあわせてキーワードを並べ換えていくことで説明全体の流れを練り上げていく。

ここでは頭の中で完璧なストーリーのイメージをを作り上げてからキーワードを並べ替えるのでなく、**実際に手を動かしてみて、目で確認し、収まりが悪ければ並べ替えてみるという作業を繰り返し、全体の流れを徐々に作り上げていく。**

手順②：見出しを配置し終わったら、それぞれの見出しの下に該当する「その他のキーワード」を移動させる。

付箋の作業はここまでとなる。

ストーリーを考える

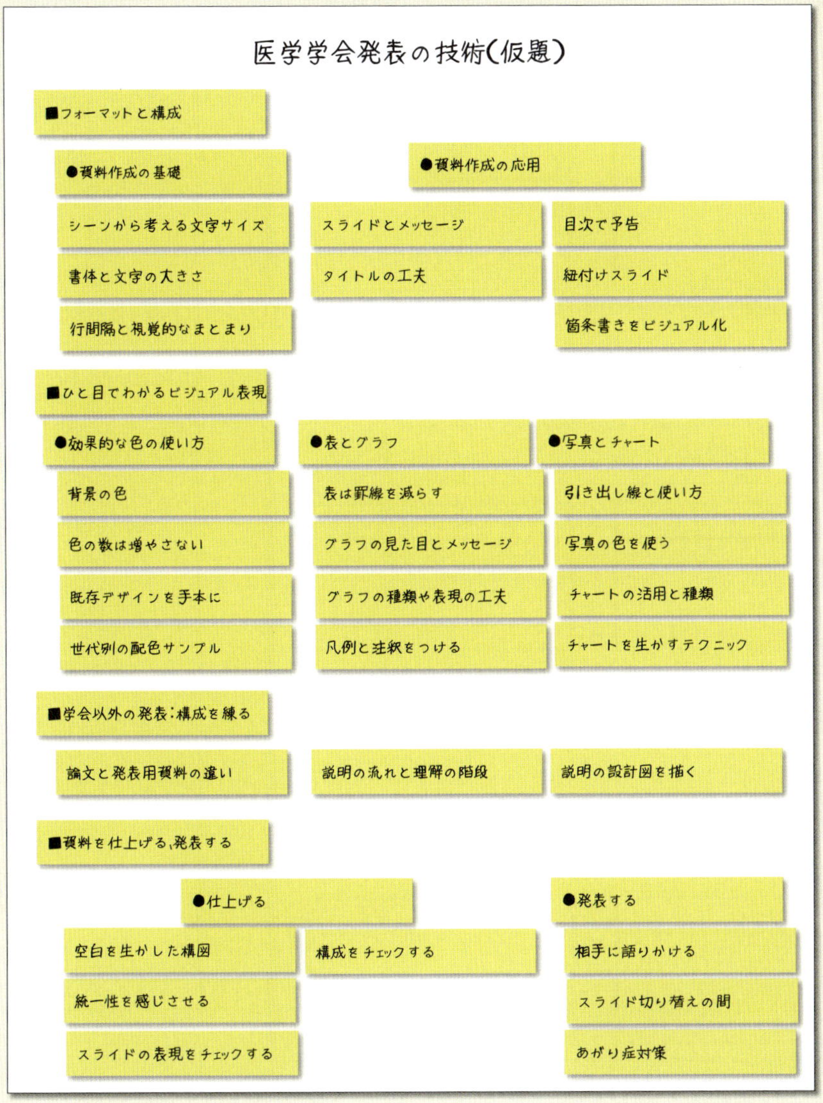
医学学会発表の技術(仮題)
■フォーマットと構成
●資料作成の基礎
●資料作成の応用
シーンから考える文字サイズ
スライドとメッセージ
目次で予告
書体と文字の大きさ
タイトルの工夫
紐付けスライド
行間隔と視覚的なまとまり
箇条書きをビジュアル化
■ひと目でわかるビジュアル表現
●効果的な色の使い方
●表とグラフ
●写真とチャート
背景の色
表は罫線を減らす
引き出し線と使い方
色の数は増やさない
グラフの見た目とメッセージ
写真の色を使う
既存デザインを手本に
グラフの種類や表現の工夫
チャートの活用と種類
世代別の配色サンプル
凡例と注釈をつける
チャートを生かすテクニック
■学会以外の発表：構成を練る
論文と発表用資料の違い
説明の流れと理解の階段
説明の設計図を描く
■資料を仕上げる、発表する
●仕上げる
●発表する
空白を生かした構図
構成をチェックする
相手に語りかける
統一性を感じさせる
スライド切り替えの間
スライドの表現をチェックする
あがり症対策

グループ単位で位置を入れ替えて、ストーリーにまとめていく（左ページの図とは配置が異なることに注目）

(4) 構図をまとめる

付箋が貼られた用紙を横に置いて見ながら、**A4 用紙におおよそこういう設計図を描こうというイメージを固め、ラフスケッチを描いていく。**この段階は全体の枠組みを固めることが目的で、書き出すキーワードは大見出しとまとめるために必要と思われる一部の小見出しだけでよい。なぐり書きでかまわないし、自信があればキーワードは書き出さなくてもよい。大切なのは枠組みのイメージを作ることで、説明の展開から見て必要以上に大きくなっているグループがないかをチェックし、必要に応じて手を入れ、全体のバランスを整えていく。

◎構図をまとめる

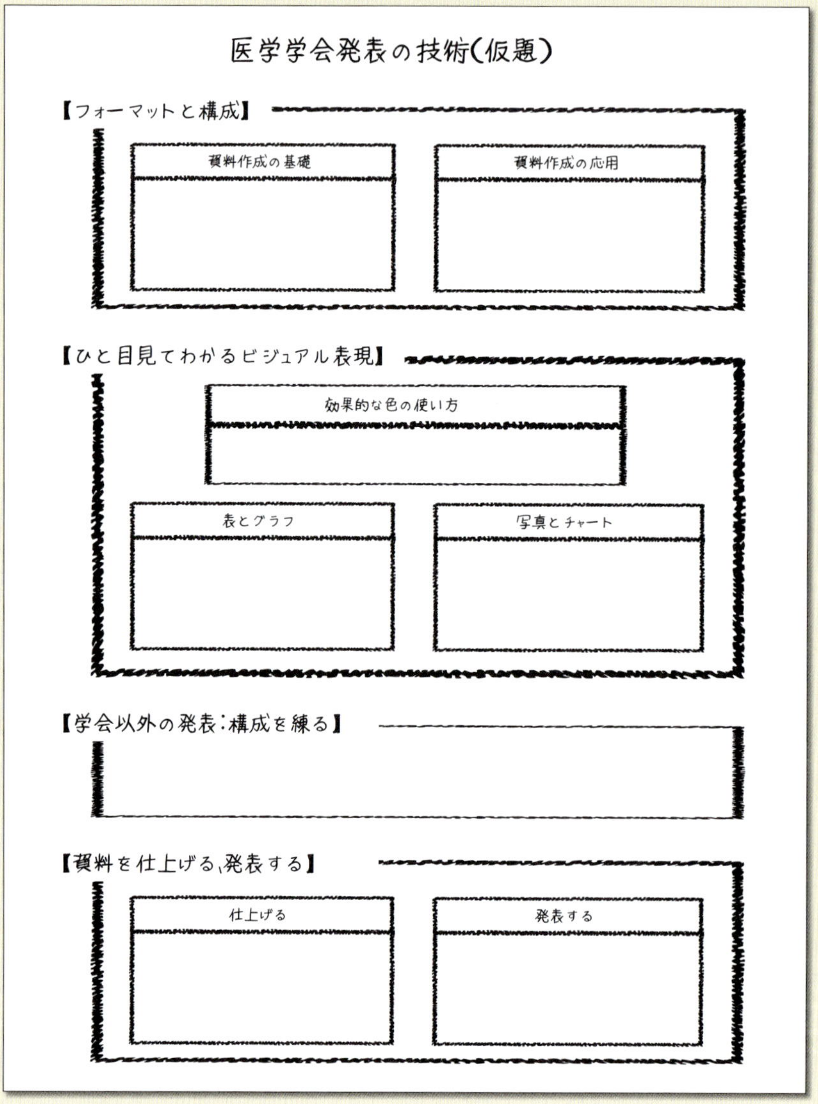

◀ラフスケッチを描いて、イメージを固める

(5) 説明の設計図を完成させる

新しい用紙を使って付箋を貼った用紙とラフスケッチを参考にしながら、説明の設計図を完成させていく。

下に本書の設計図と対応する章をあげておく。実際の本書の執筆ではこうした構成にしたがって、各章の内容をふくらませていった。

説明の設計図を完成させる

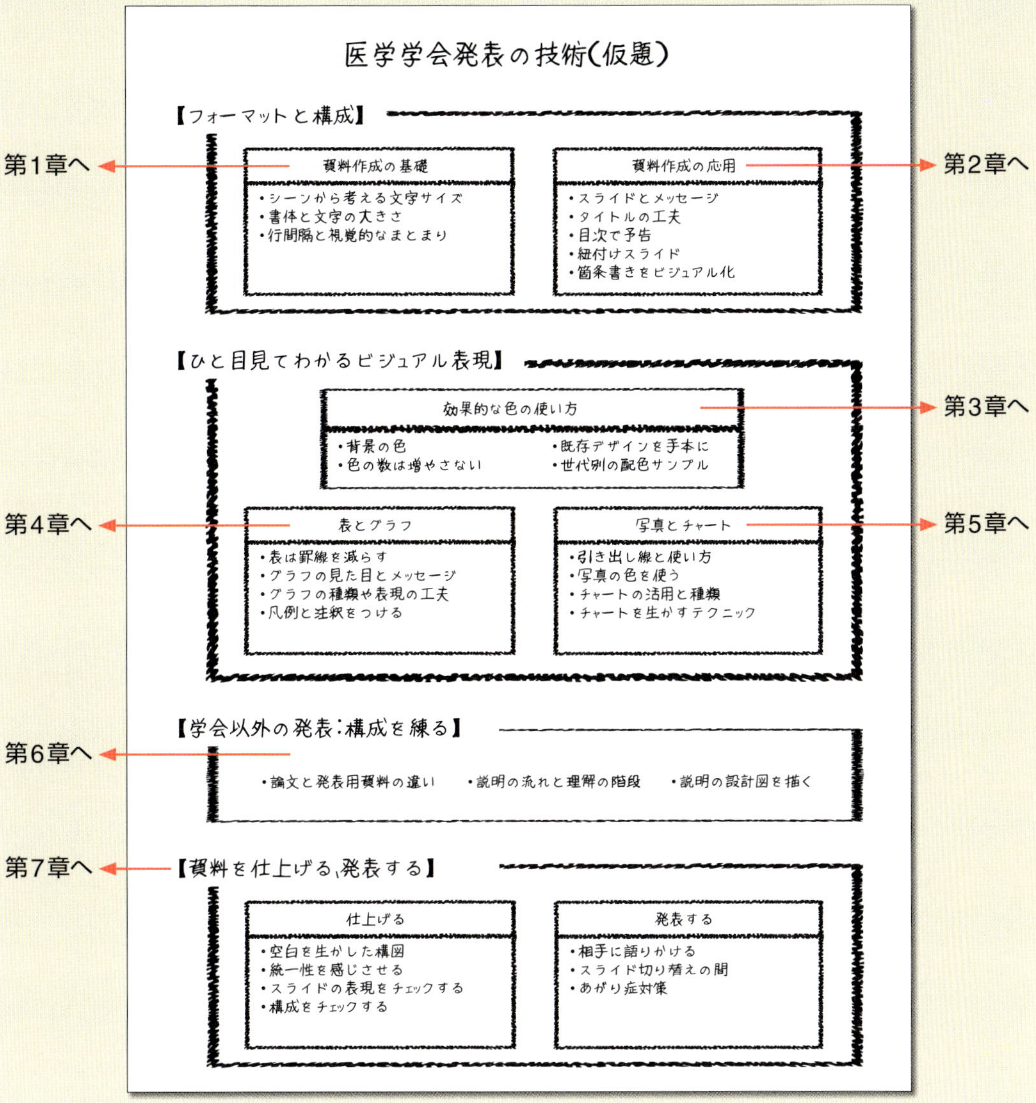

53 構成を最終チェックする

POINT!

- 資料ができあがったら構成がわかりやすく、説明しやすいものになっているかチェックする
- スライド一覧機能を使って、構成を確認する

構成の段階から資料を作った場合には、ひととおりできあがったら、最終的に構成をもう一度チェックしておこう。

相手の立場に立って全体を通して見ていく

最終のチェックは、見る相手の立場に立って資料を見ていく。発表の場では、相手はスライド一枚一枚を単独で見ていくのではなく、一連の流れとして見ながら、理解していく。そのため資料全体を通してチェックし、不自然なところがあれば手を入れ、完成度を上げていこう。

チェックのとき見るのは文字の大きさや書体、表記方法、色の使い方といったレイアウトイメージが資料全体で統一されているかだ。統一してあれば、見る側はスライドが目に入ったとき、すぐにどこに何が配置されているのかわかり、取り上げられた内容の理解に集中できる。

また重要なスライドがほかよりも目立つ表現になっているかも見ていく。資料のなかに視覚的に目立つページがあれば、相手は強い印象を抱き、説明の中での重要なところだと認識する。

スライド一覧機能を使ってチェックする

チェックするときには印刷したものを机の上に並べ一覧してもよいが、場所を取るし、効率が悪い。こうした作業のためにプレゼンテーションソフトではスライドを一覧できる機能が用意されている。**スライド一覧機能を使えば、モニタ画面上で、机の上にスライドを並べたように確認することができる。**

一覧機能では、スライドの移動やコピーが可能なので、いったん決めたストーリー構成に気になる点があれば、目で確認しながら、すぐにスライドの追加・修正ができる。どうしたらよいか頭の中で悩んでるよりも、順番を入れ替えてみて、目で見ておさまりのよいほうを選択するようにしよう。

◎［スライド一覧］表示を使って、ストーリーにあった表現になっているかチェックする

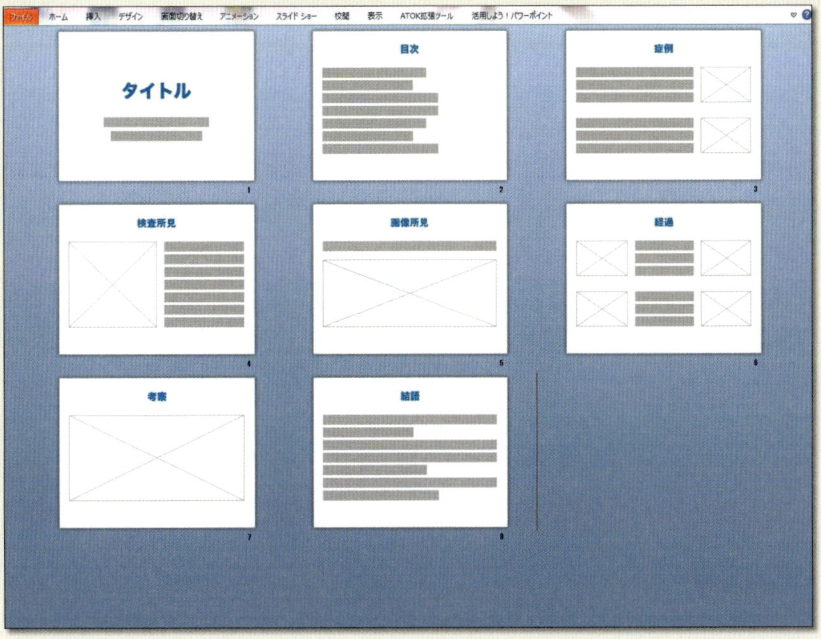

◀［表示］メニューから［スライド一覧］を選択し、［ズーム］機能を使い、見やすい大きさにしてチェックする（ズーム機能の使い方は「57 スライド全体の表現をチェックする」参照）

説明の冒頭は与える印象を大切に

市民講座や健康教室のように専門知識のない相手に説明する場合には、相手の関心を引きつけながら説明していくことを、より強く求められる。話を聞きに来た参加者の期待を裏切らないためには、説明の冒頭を工夫しよう。

相手は自らにあまり関係がないような説明を冒頭で聞かされれば「時間がもったいない」「ほかのことをやったほうが良かった」と思ってしまう。

そう思わせないためには話の最初で参加者に「聞きに来てよかった」「この話は最後まで聞いておいたほうがいい」と思わせる必要がある。具体的には

- 参加者が日常的に感じていること（健康の不安、いつまでも若くいたいなど）
- 社会的な関心事（著名な人の健康状態など）
- 説明者自らの個人的な体験（自身や家族の健康への取り組み、病歴など）

を話して共感を得たり、

- 意外な印象（世間の常識をくつがえすことなど）
- 驚きや恐ろしさをを感じさせる（「このままではいつ倒れるかもしれない」など）

といった内容を話し、耳を傾けてもらうといった方法などがある。

エレベータピッチ─構成をチェックする

Elevator Pitch＝エレベータ内での説明

いったんできあがった資料の構成をチェックする方法のひとつにエレベータピッチ(Elevator Pitch)がある。エレベータピッチとは、主に米国のビジネス分野で行われている売り込み方法のことで、顧客や自社の企業幹部、予算担当者をエレベータの前で待ち受けておき、相手と一緒にエレベータに乗り合わせている短い間に事業アイディアや商品を売り込むものだ。15秒間から30秒間で相手に興味を持ってもらい、「よし、詳しく話を聞こう」と言わせることを目的とする。ピッチには「説明する」という意味がある。

IT企業のメッカ、シリコンバレーではビジネスアイディアを持っている起業家が、資金を持っているベンチャーキャピタルにお金を出してくれるようにエレベータピッチを行うという。米国ならではの習慣で、日本で見ず知らずの人にエレベータのなかでいきなり熱心に話し始めれば、アブナイ人と思われるのがオチだろう。

しかし医療関係者には、一般の人よりエレベータピッチをイメージしやすいかもしれない。総合病院で廊下を歩いている医師に説明しようとする製薬会社のMRのアプローチが、エレベータピッチに近いだろう。

このエレベータピッチは、発表資料の構成をチェックするときに使うことができる。具体的な手順はこうだ。資料の目次や、この章で取り上げた説明の設計図を使って、一人から数人を相手に一分間で説明してみる。きっちり一分間で終わるように、説明の前にタイマーをセットしておくとよい。漫然とやっても間延びするだけなので、一分間が経ってタイマーが鳴ったら、そこで止めると思って始める。

一分間経ったら、聞いた側が説明の流れで気になったところやつながりが飛躍していると思われるところを指摘する。よく理解できなかった部分は、「ここではどういうことを言おうとしているのですか」と聞き、聞かれた方は簡単に答える。

もちろん一分間ではすべてを伝えることはできないが、うまく構成できていないところ、不自然なところは気づくもの。そもそも流れがうまくできていないと、説明している側が説明しにくかったり、資料に取り上げておかなかったことを補足したりして説明することになる。

その後、そうした点を中心に必要に応じて構成に手を入れておく。

一分間のあとは三分間と時間を伸ばしてみてやってもよい。きちんとした構成ができていて、頭の中に入っていれば、それでもポイントは相手に伝えることができるはずだ。

また、こうした取り組みは、口頭による説明をだらだらと続けがちな人にとって、短時間で整理して伝えるための訓練にもなる。

Ⅶ

資料を仕上げる、発表する

54 空白を生かした構図

POINT!

- ▶空白がスライドの印象を左右する
- ▶関連のある情報どうしをグループにまとめ、空白を生かしながら配置する
- ▶関連の薄い情報どうしは近づけないで離す

◎人の認識に沿ってレイアウトする

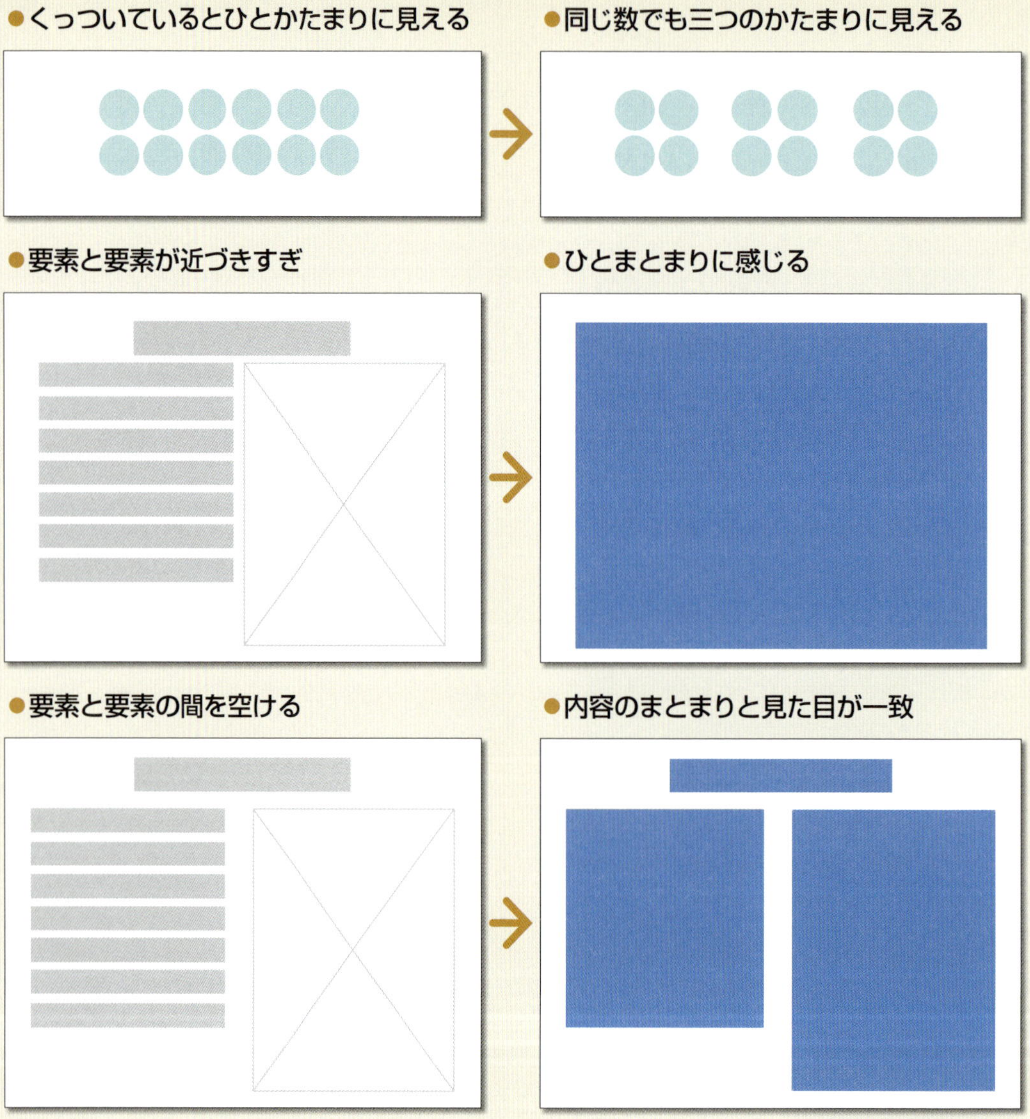

●くっついているとひとかたまりに見える
●同じ数でも三つのかたまりに見える
●要素と要素が近づきすぎ
●ひとまとまりに感じる
●要素と要素の間を空ける
●内容のまとまりと見た目が一致

スライドができあがったら、レイアウトを整えておこう。ポイントは空白を生かすことだ。

グループにまとめ、グループの間に、より広い空白を作る

適度な空白は見やすさと理解しやすさに直結する。スライドは、そこに取り上げる各パーツをただ押し込めるのでなく、空白を意識し、配置やバランスを整えておこう。その手順は以下のとおり。

① 関連のある情報をグループに分類する
② グループ内の要素どうしを近づける
③ グループとグループの間に余白を作る

このとき関連の薄い情報どうしを近づけないことと、**[グループとグループの間の余白] を [グループ内の要素と要素の間の空白] より広いものになるように注意する。**

◎配置やバランスを考えて配置する

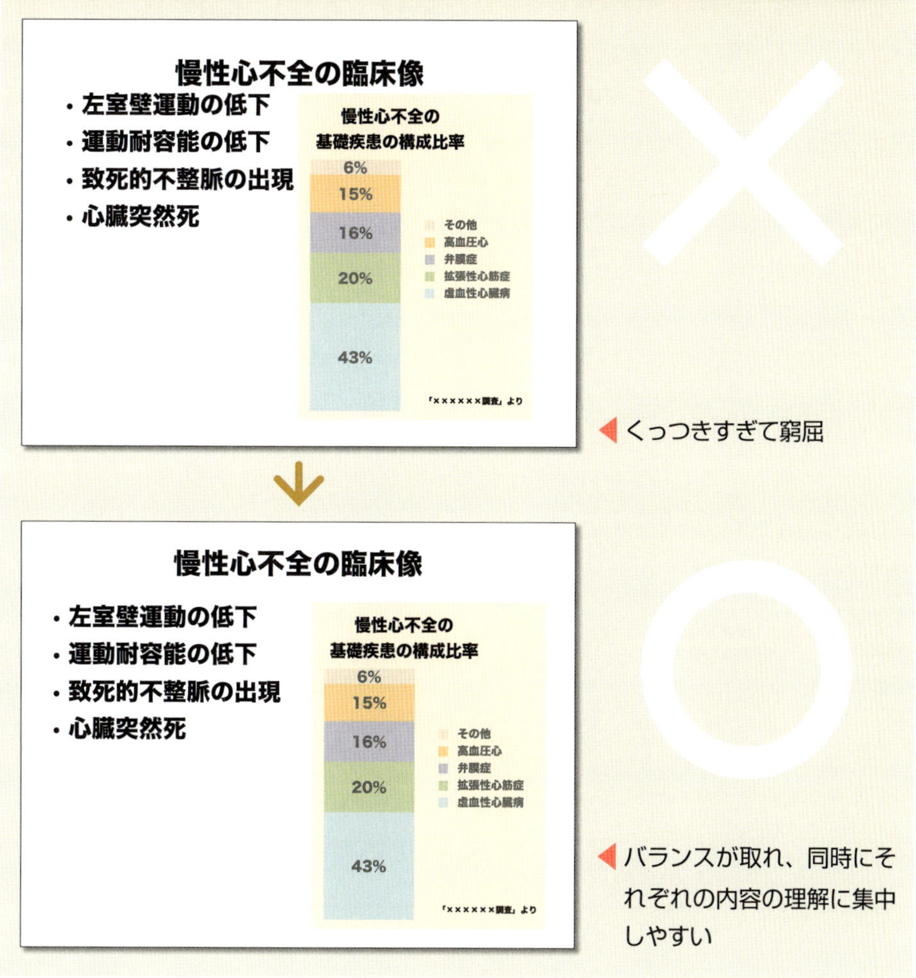

くっつきすぎて窮屈

バランスが取れ、同時にそれぞれの内容の理解に集中しやすい

55 整列させたレイアウト

POINT!

- 離れたグループどうしの位置を揃える
- 領域を示す背景や輪郭を描くと位置を揃えやすい
- 領域を示す背景には、スライド全体をしまって見せる効果もある

第５章「46　揃える③ 位置を揃える」（p.108）でチャートの要素を目に見えない基準線に合わせて整列させるとすっきりきれいに見えることを説明した。この方法は、スライドのレイアウトを整えるときに応用できる。

グループどうしを整列させて、すっきり見せる

スライドを全体としてすっきりきれいに見せるためには、前項でまとめたグループ、すなわち**テキストのまとまり、表、グラフ、チャート、イラスト、写真といったスライドで取り上げている表現のまとまりを、見えない基準線を意識して配置を揃えると、すっきりきれいに見える。**

領域を示す薄い色の背景を敷く

グラフや表、チャート、イラストといった領域がわかりにくい表現は位置を揃えにくい。位置を揃えやすくするために枠線で囲むか、輪郭がわかるように薄い色のついた枠のない四角の背景を敷くとよい。色の背景を敷くとグラフや表、チャート、イラストがしまって見えるという効果も生まれる。

◎グラフに背景を敷くことで、しまって見せる

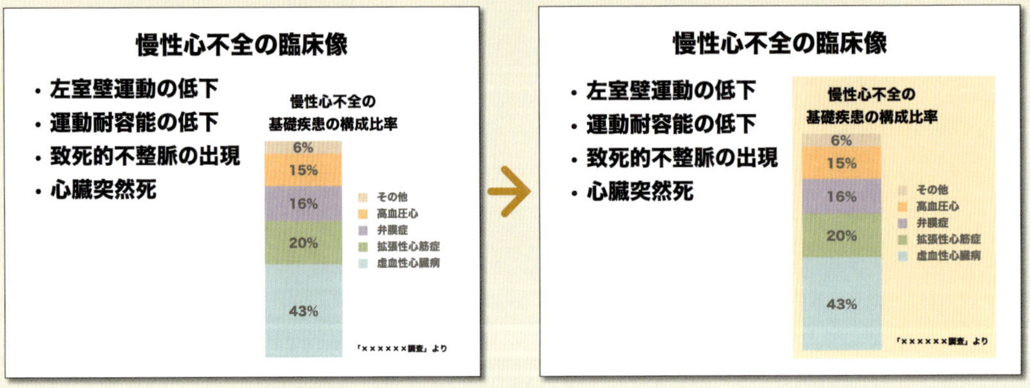
慢性心不全の臨床像
・左室壁運動の低下
・運動耐容能の低下
・致死的不整脈の出現
・心臓突然死
慢性心不全の
基礎疾患の構成比率
6%
15%
16%
20%
43%
その他
高血圧心
弁膜症
拡張性心筋症
虚血性心臓病
「××××××調査」より
慢性心不全の臨床像
・左室壁運動の低下
・運動耐容能の低下
・致死的不整脈の出現
・心臓突然死
慢性心不全の
基礎疾患の構成比率
6%
15%
16%
20%
43%
その他
高血圧心
弁膜症
拡張性心筋症
虚血性心臓病
「××××××調査」より

◎基準線を意識してグループを整列させる

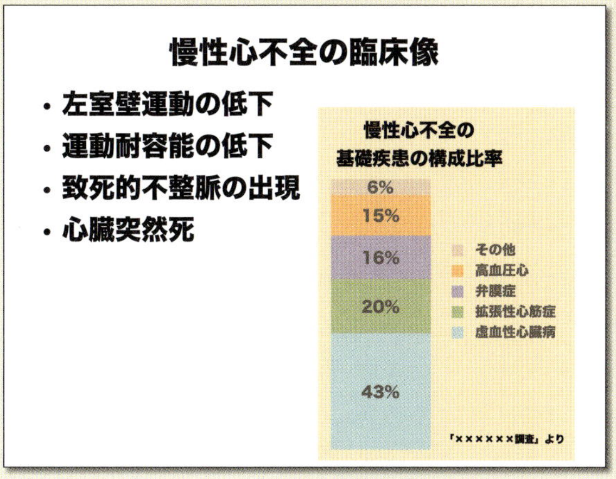
慢性心不全の臨床像
・左室壁運動の低下
・運動耐容能の低下
・致死的不整脈の出現
・心臓突然死
慢性心不全の
基礎疾患の構成比率
6%
15%
16%
20%
43%
その他
高血圧心
弁膜症
拡張性心筋症
虚血性心臓病
「××××××調査」より

◀テキストはテキスト、グラフはグラフと別々に作って配置していくと、どこか落ち着かない印象になる

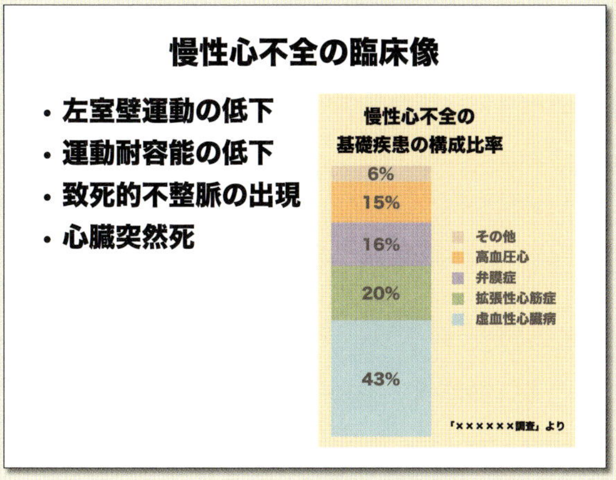
慢性心不全の臨床像
・左室壁運動の低下
・運動耐容能の低下
・致死的不整脈の出現
・心臓突然死
慢性心不全の
基礎疾患の構成比率
6%
15%
16%
20%
43%
その他
高血圧心
弁膜症
拡張性心筋症
虚血性心臓病
「××××××調査」より

◀グループの端を揃えることで、すっきりきれいに見せられる

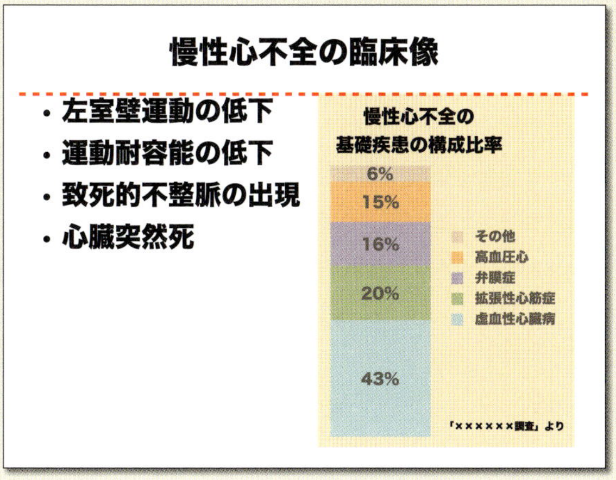
慢性心不全の臨床像
・左室壁運動の低下
・運動耐容能の低下
・致死的不整脈の出現
・心臓突然死
慢性心不全の
基礎疾患の構成比率
6%
15%
16%
20%
43%
その他
高血圧心
弁膜症
拡張性心筋症
虚血性心臓病
「××××××調査」より

◀上の図の基準線

56 資料としての統一性を感じさせる

POINT!

- ▶すべてのスライドでイメージを統一しておく
- ▶スライドはプレゼンソフトであらかじめ決められた領域に納めるように作る

資料全体を通じた統一感は安定感と理解のしやすさを生み出す。ひととおり各スライドのレイアウトを整えたら、資料全体のイメージを統一しておこう。

イメージの統一が理解のしやすさを生む

「53　構成を最終チェックする」（p.130）でスライドを作るときは一枚ずつ作っていくが、**説明を聞く相手は資料全体を一連の流れとしてつながって見ていくことを説明した。**このことは学会発表にもあてはまり、スライドをまたがってイメージが統一されていれば、「ここには何が取り上げられているのか」「このスライドではどこが大切か」をすぐに理解しやすく、同時に洗練された印象を抱く。

聞き手は一連の流れとして発表用資料を見ていく

スライドのイメージを統一するときに確認するのは次の二点だ。

① 上下左右の余白は統一されているか

「07　上下左右の余白はしっかり取る」（p.16）で述べたように、すべてのスライドで入力領域からはみ出しているものがないかを確認していく。

② 文字の大きさやタイトルの位置、色のイメージ、文章の言い回しは統一されているか

他と異なるイメージのスライドがないか確認していく。

違和感のある部分があれば手を入れ、最終的に、どのスライドを見ても一連の資料の一部だと感じられるように整えていく。

◎レイアウトに統一感がないと落ち着かないだけでなく、理解の障壁になる

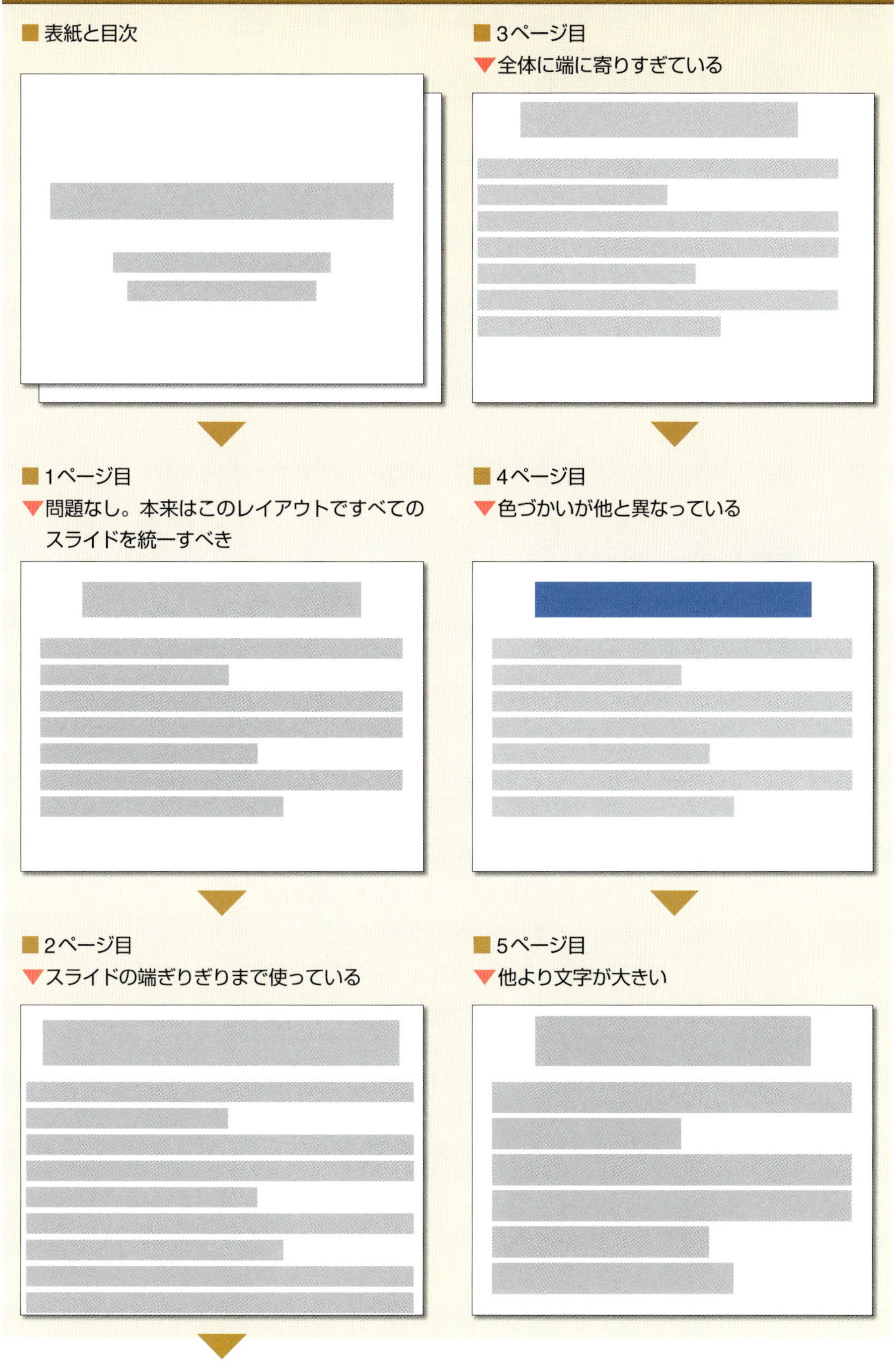
■表紙と目次
■3ページ目
▼全体に端に寄りすぎている
■1ページ目
▼問題なし。本来はこのレイアウトですべてのスライドを統一すべき
■4ページ目
▼色づかいが他と異なっている
■2ページ目
▼スライドの端ぎりぎりまで使っている
■5ページ目
▼他より文字が大きい

57 スライド全体の表現をチェックする

POINT!

- スライド全体の総点検をして、資料を完成させる
- 縮小表示機能を使ってチェックしていく

スライド一枚一枚の構図や全体のイメージの統一をチェックしたら、最後に総点検していこう。このときプレゼンテーションソフトの機能を使うと、効率よくできる。

三つのポイントで相手の視点に立ってチェックする

資料を作る側はテキストはテキスト、グラフはグラフ、チャートはチャートと要素ごとに作っていくが、スライドを目にした相手は、一枚のスライド全体をひとつのパッケージとして見ていく。資料をチェックするときには、こうした相手からの視点で確認していく。確認するときのポイントは次のとおり。

資料の主なチェックポイント

1. 何が言いたいのか、ひとめで伝わるか
2. 見た目と内容が一致しているか
   (1)同じ位置づけの情報は、同じ表現で統一されているか
   (2)他と違っている部分は、その部分だけが違って見えるように表現しているか
   (3)重要な部分、特別な意味を持つ部分は目立つように、そうでないものはおさえて表現しているか
3. 全体のバランスはとれているか

縮小表示機能を活用する

三つのポイントに基づいて効率よくチェックしていくときには、縮小表示機能を使うとよい。縮小表示機能は、PowerPoint だけでなく、Word や Excel にもあるマイクロソフトオフィス共通の機能であり、Mac の Keynote にも縮小機能はある。

チェックするときは縮小率を思い切って小さくしたほうがスライド全体のイメージをチェックしやすい。25% がおすすめだ。縮小したら、最初から最後のページまで順に目を通し、作っているうちについつい小さすぎる文字になってしまったところはないか、理由もなく目立つ色づかいをしているところはないかと確認していき、気になるところがあれば手を入れて完成させていく。

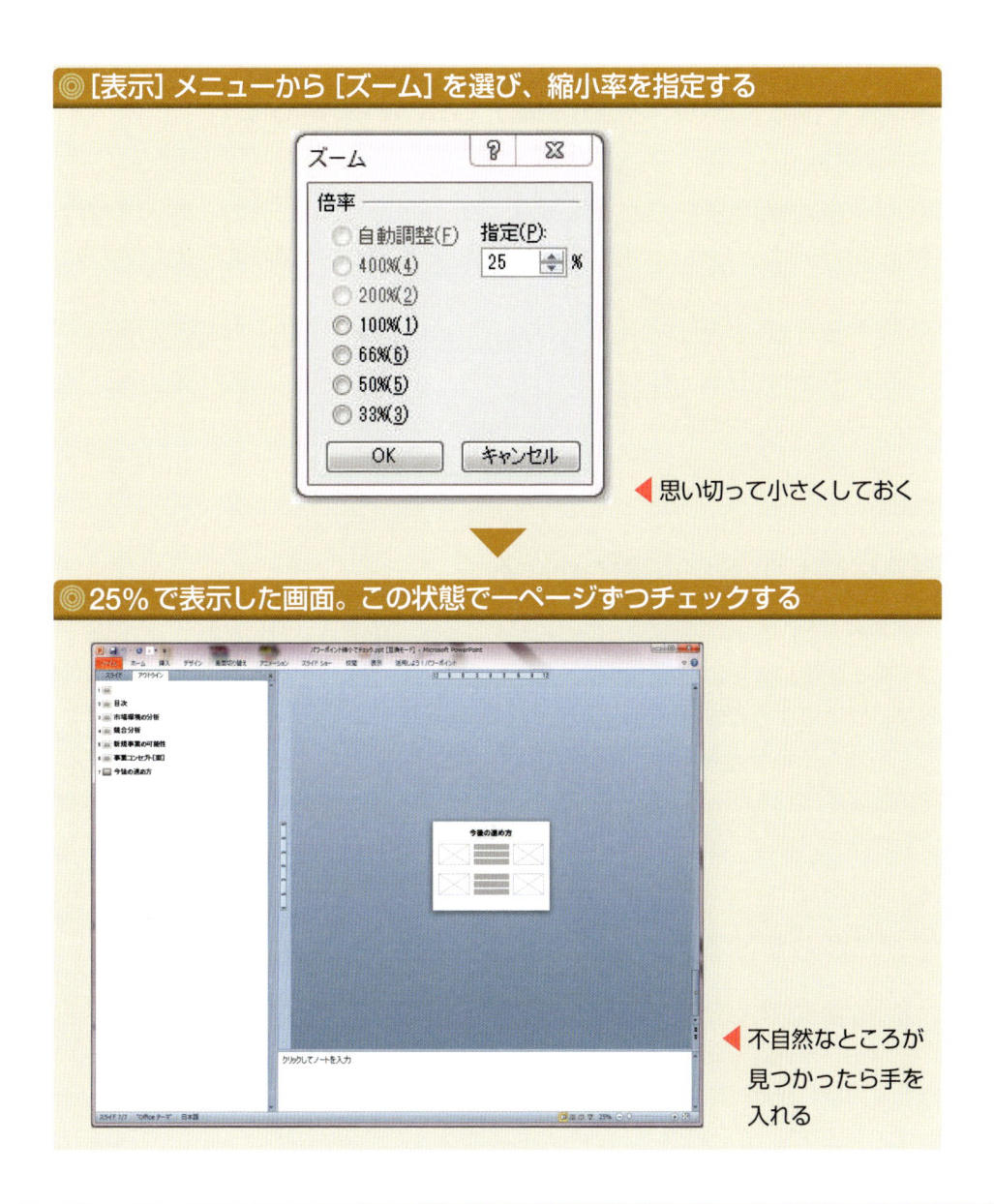

◎ [表示] メニューから [ズーム] を選び、縮小率を指定する

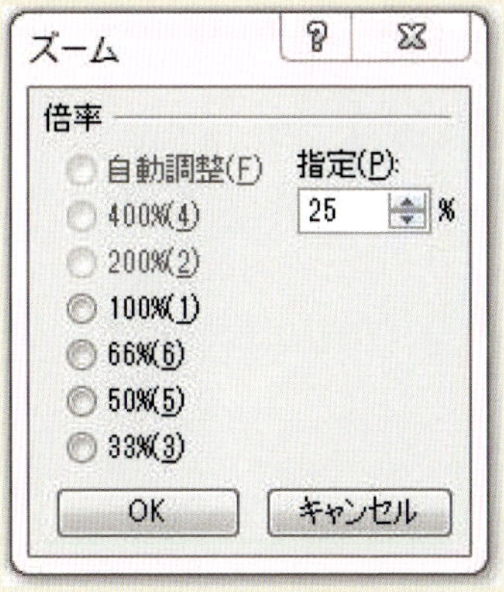

◀思い切って小さくしておく

◎25% で表示した画面。この状態で一ページずつチェックする

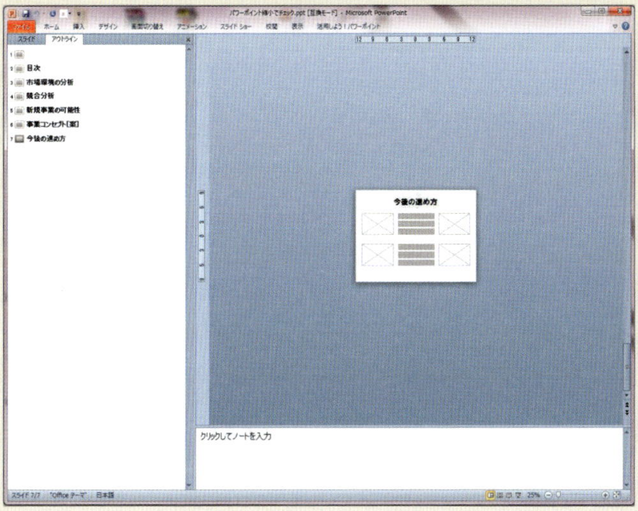

◀不自然なところが見つかったら手を入れる

58 資料を見て話すのではなく、相手に語りかける

POINT!

- 発表では資料を見て話すのではなく、相手に語りかける
- 聞き手の顔を見て語りかけることで安心を得、説得力も出る

資料を完成させて、いざ発表。このとき説明を聞く相手は内容を理解しながら発表者であるあなたの発表の様子も見ている。

スライドだけではなく発表の様子も見られている

発表では説明者の与える印象が内容の説得力に影響を与える。手元のメモやスクリーンに顔を向けたまま説明していれば「独り言のように、ただつぶやいている」「自信がなさそう。きっと内容にも自信がないのだろう」と思われ、せっかく作った資料の価値も半減してしまう。

一方、落ち着いた態度で、しっかり相手を見て説明していれば「自信ありそうに話しているから、きっと内容もよいものなのだろう」「これなら信用できそうだ」と思ってもらうことができる。

内容に伝える価値があるのであれば、自信を持って、それにふさわしい態度で伝えよう。

基本はひとりひとりに語りかける

おおぜいの人を前にすると、ほとんどの人が緊張する。しかしおおぜいいるといっても、一度に会場にいる人全員を相手にする必要はなく、ひとりひとりにしっかり語りかけるようにすればよい。

もちろん聴衆が何百人もいる会場では、ひとりひとりの顔を見分けるのは難しい。そのときには、なるべく顔を上げて話すようにする。どのあたりを見たらよいかは会場の状況によって変わるが、目安が必要であれば、前から十列目あたりを基準にしておこう。

最初に語りかけるのは正面の最後列の人

会場の規模がもう少し小さく、全員の顔が見分けられるのであれば、参加者の中からひとりを選んで語りかけるようにしよう。**説明が始まったときに、まず最初のひとりに語りかけ、説明が進み、話の節目で別のひとりに語りかけること**を繰り返せば、発表を聞くすべての人に自分たちに向かって語りかけていると感じさせるこ

とができる。

語りかける相手は、会場にキーパーソンがいれば、そのキーパーソンにする（ただし最前列の場合には、この限りではなく、もう少し後方の人に話しかけたほうがよい）。

特にキーパーソンがいないのであれば、会場で自分から一番遠くの人に語りかけるようにしよう。たいていの場合、会場の一番後ろの列の正面にいる人が、その人だ。一番遠くの人に語りかけることで、声の大きさが自然と会場全体に届くものとなり、顔の向きは会場にいる全員が話しぶりを見ることができるようになる。

会場の前方に知り合いがいたりすると、安心感からついその人に語り始めたくなるかもしれない。そうすれば気は楽になるが、声は後方に届かず、目線も下がって顔はうつむきかげんになってしまう。それでは、後ろ半分にいる聞き手は自分たちが相手にされていないと感じてしまう。安心感は身近な人ではなく、熱心に聞いてくれている人から得るようにしよう。

熱心に聞いてくれていそうな人に順に語りかける

ひとりに話しかけるといっても、発表の最初から最後まで同じ人に語りかけていては不自然だ。タイミングを見て、次の人、その次の人と順に視線を切り替えるようにしよう。この次の人は**こちらに顔を向け、興味を示してくれる人やうなずいてくれている人から選ぶと、安心して説明できる。**説明しながら、そうした人を視界の隅でさがしておき、話を切り替えるタイミングで、その人に語りかけるようにする。

反応を示さない人が目に入っても気にしない

語りかける人を探していると、まったく反応を示さない人が目に入るかもしれない。そうした人の態度からは発表の内容に反対意見を持っていたり、関心がなさそうに見えたりするので自信を失いそうになる。

しかし、そうした人もほんとうは熱心に聞いてくれているのかもしれない。あるいは、ふだんからそうした表情で話を聞く人なのかもしれない。私自身の講演や研修講師の経験では、話の内容にあまり関心のなさそうに感じた人が終了後に記入したアンケートから、たいへん満足して会場をあとにしたことがわかることも、けっして珍しくない。また興味を持っていないように見えた人が終わったあと、演台までかけ寄ってきて、熱心な質問と「たいへん役に立ちます」ということばをくれたことは何度もある。こうした経験をくりかえすと、発表しているときに感じる印象はあてにならないと思う。

発表でも、ほんとうのところは本人に聞いてみないとわからない。ネガティブに見える反応は気にせず、ポジティブな反応をしている人を頼りに説明を進め、自信のある発表につなげていこう。

59 スライドを切り替えるときに間を入れる

POINT!

- ▶説明は適度な間があったほうが聞きやすい
- ▶スライドを切り替えるタイミングを工夫しよう

発表ではスライドを切り替えるときに、わずかな間（ま）をはさむとよい。

つねにしゃべり続けている説明は、かえってわかりにくい

間とは数秒間の沈黙のことだ。ほんの少しの時間だが、あるのとないのでは大きく印象が変わる。落語では噺のわずかな間の取り方の違いで説得力があるか、そうでないかがわかれる。発表も同じことがあてはまり、説明に**適度に間が入ることで、聞き手は瞬時にそれまで聞いたことを頭の中で整理し、次の話を理解する準備をする。**

間を取ったスライド切り替えの手順は、

①一枚のスライドの内容について話し終わる
②スライドを切り替える
③ひと呼吸おいて、これから説明することを頭に思い描く
④おもむろに「それでは○○について」というように話し始める

だ。このうち③のひと呼吸おくところが間であり、ここで「ため」を作ることで相手の関心をひきつけておいて新しいスライドの説明に入る。

スライドの切り替え方で相手の関心をひきつける

発表に慣れているならば、より関心をひきつける方法を試してみよう。次のスライドを見せる前に、内容の予告をしてしまうのだ。

具体的な手順を見てみよう。

①一枚のスライドの内容について話し終わる
②「では次に○○について見てみましょう」（あるいは「以上が今回の方法ですが、これまでの方法と比べてみましょう」「これまで説明してきたことをまとめると次のようになります」など）とつなぎのことばを入れる
③（ためを作る）ほんのわずかな間をとる
④スライドを切り替える
⑤スライドの内容について話し始める

対応する相手の反応は、

①内容を理解する

②次の展開のイメージを作る

③(間による) これから見せられる内容への期待が高まる

④期待に応える形で説明を聞き取る

となる。

③の間は、ほんとうにわずかでよい。時間としては、話をしていて、ゆっくりつばをのみこむのと同じぐらいの時間だ。この時間の存在によって、相手の関心をコントロールできる。

◎適度な間(ま)をとった説明

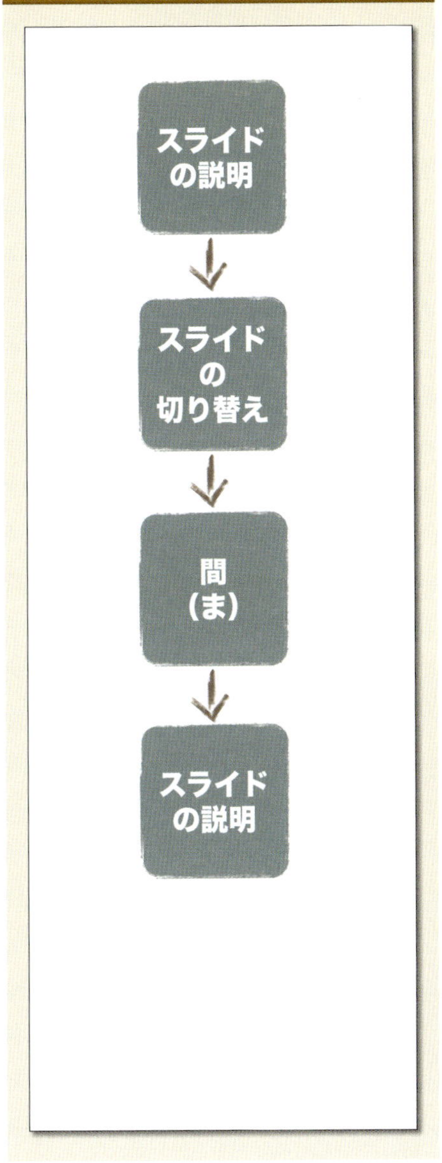

◎さらに関心をひきつける説明

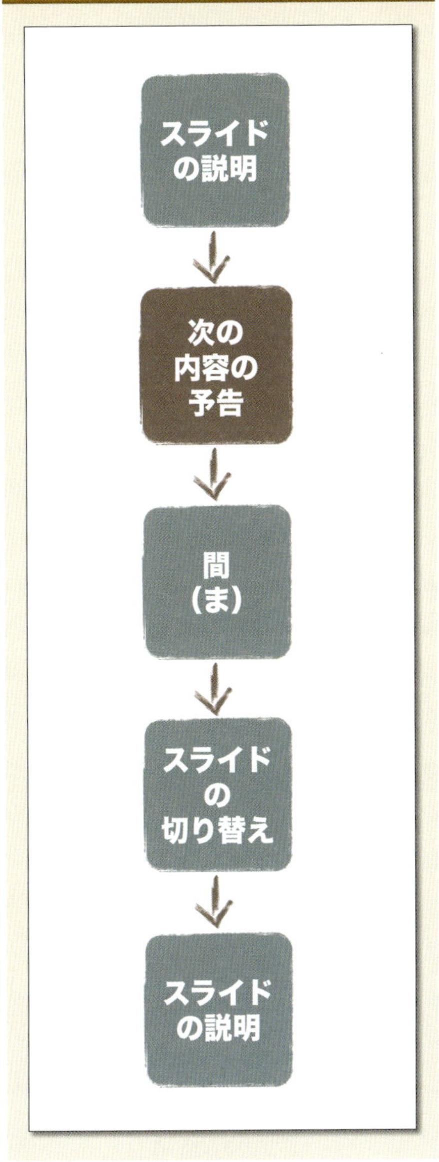

60 あがり対策をとる2つのタイミング

POINT!

- あがるタイミングは二つある
- 冒頭部分の準備はしっかり入念に行う
- 説明のストーリーがしっかりしていればあがりにくい
- 話す内容を忘れたときには、あわてずに手元のメモを確認する

人前で話すことに慣れていないと、誰もが緊張する。適度な緊張は発表を締まったものにするが、あがってしまって周囲の状況や説明の相手が目に入らなくなるようなことは避けたほうがよい。

冒頭はイメージトレーニングで乗り切る

発表であがるのは、主に二つのタイミングだ。ひとつは人前に立って話し始めたときで、もうひとつは途中で話す内容を忘れてしまったときだ。あがりそうなときには、この二つのタイミングに対して策を練っておこう。

まず話し始めの準備やリハーサルだが、この部分は特に入念に行っておく。冒頭で詰まってしまったり、その場の思いつきで乗り切ろうとしてうまくいかないと、あとの説明がつらくなる。**最初のことばだけは決め、頭に入れておき、自然に口から出てくるようにしておく。**

このとき口の中でセリフを繰り返すだけでは、発表の場に立ったとき、いっせいに視線を浴び、緊張でことばを忘れてしまう可能性が高い。そうならないように会場の様子や目の前に聞いている人たちを頭に思い浮かべ、発表で聞き手に向かって語っているイメージを作りながら、ことばがスムーズに出てくるようになるまで練習しておくようにしよう。

説明をしっかり組み立てることであがるのを防ぐ

最初を乗り切ったらあとは説明のストーリーに沿って順に説明していけばよい。

話の筋道をきちんと組み立てていないと、相手が理解しにくいだけでなく、説明を忘れやすいが、話の筋道（ストーリー）がロジックに則って、しっかり作られていれば途中で筋がわからなくなる可能性は低くなる。資料を作るときに、しっかりと話を組み立てることがあがり症対策となる。

不安ならば「51　スライドを作る前に説明の設計図を描く」（p.122）に取り上げた説明図を作ってみるとよい。

セリフの丸暗記は逆効果

最初のことばはしっかり覚えて本番の発表に臨んだほうがよいが、それ以降で話す内容を役者のセリフのように丸ごと暗記する必要はない。無理に努力して、すべて暗記したとしてもセリフをなぞるような説明は不自然だし、忘れないようにとの思いから、かえって緊張したり、忘れてしまえば、そこで説明が止まったりしてしまう。

丸暗記でなくキーワードを中心としたポイントだけを抜き書きしたメモを用意しておき、発表の場では、それを手元に置いておく。説明することを忘れそうになったらあわてることはなく落ち着いて、そのメモを確認すればよい。

話す内容を忘れてもあわてる必要はない

もちろん発表の最中に話す内容を忘れてしまうのは恐ろしい経験だ。沈黙が長引けば長引くほど、焦る気持ちがふくらんでいくのを止めるのは難しい。

ところが客観的に見れば、発表者が焦るほどには致命的なことが起こっていることは、ほとんどない。発表者は想定外の事態に見舞われ、焦っているから刻々と時間だけが流れているようにと感じるが、聞き手からすると、多少、説明が止まったからといって、それほど不自然には感じることはない。発表する側と聞く側の時間の進み方の認識は違うと思っていたほうがよい。

聞き手が不自然に感じるのは、時間ではなく、発表者があたふたしている姿に対してだ。何も聞かされないより、ぶざまな様子を見せられたほうがよほど違和感がある。

不幸にして話す内容を忘れてしまったときには、たとえ心の中ではものすごく焦っていたとしても、落ち着いたそぶりと余裕を持った動作で、おもむろに手元のメモを確認し、話し出せばだいじょうぶだ。この方法で、いつでも説明のストーリーに戻ることができるし、不自然に見えないで最後まで説明を乗り切ることが可能だ。

レーザーポインタや指示棒は必要なときだけ手にする

スライドの特定の部分を指し示すときにレーザーポインタや指示棒を使う。レーザーポインタや指示棒は、一度手に取ると、使わないときまで手に持ったままということも多い。手にしたまま話すことに集中し、ポインタがあちこち照らしたり、棒がぶらぶらしたりしてしまうと、聞き手が気になり説明に集中できない。レーザーポインタではレーザー光が誤って誰かの眼に入ってしまう危険もある。

レーザーポインタや指示棒は、必要になったときに取り上げ、必要がなくなったら演台の上に置いておき、次に必要になったときにあらためて手にしよう。

スライドの切り替え機能を持つリモコンにレーザーポインタが付いているものがあるが、使うときには常に手に持つことになるので、自然に見え、かつ危なくない使い方を強く意識しておこう。

おわりに

「はじめに」で述べた本書を執筆するきっかけのひとつとなった私のプレゼンテーション資料についての医学・医療分野へ恩返しとは次のことだ。

今を去ること二十年ほど前、1990 年代半ばの日本におけるプレゼンテーションソフトの活用の幕開けは医学・医療分野が担っていた。本書の冒頭でも取り上げたように、当時、プレゼンテーションは新規ビジネスや商品開発、広告に携わる人だけが関わり、ほとんどの人にとっては無縁のものであった。

その一方で医学・医療分野ではプレゼンテーションソフトの先駆けのひとつ Aldus Persuasion を使って学会発表のスライドフィルムを作成することが急速に広まっていた。当時、プレゼンテーションソフトに関する本は、ほとんど医学・医療向けのもので、その頃、外資系企業を対象にプレゼンテーション資料の作り方を教えていた私は、そうした本をずいぶんと参考にした。それが私の恩である。

その後、ビジネス分野では商品やサービス、企画、アイディアをプレゼンテーションとして売り込むことが競争力の強化や差別化につながることに気がつき、ビジネス界全体で組織的な取り組みとして多大な費用と時間がつぎこまれ、資料の表現や利用方法に関して医学・医療分野と別に発展を遂げることになり、今日に至る。

ところが本書の企画のお話を頂き、久しぶりに医学・医療分野の資料を目にすると、ビジネスの分野でつちかわれた考え方やテクニックが役に立つことが少なくないという思いを抱いた。ビジネスのプレゼンのノウハウを提供することが恩返しになる可能性があるかもしれない。それが素直な感想だ。

そうなると、次は私自身の思いが客観的に確かなものかどうか確かめることだ。そう考えていたときに、都内の総合病院から院内勉強会の講師のお話を頂いた。このあとの話は「はじめに」で述べたとおり。

私の恩を返すことができ、医学・医療分野の関係者と患者さんやその家族に何らかの形で貢献できれば、望外の喜びだ。

最後に本書に企画・制作にご支援いただいた中山書店の皆さん、丁寧な仕事ですてきな紙面を作っていただいた公和図書の皆さん、そして藤田牧子さんに感謝します。

中山書店の出版物に関する情報は，小社サポートページを御覧ください．
https://www.nakayamashoten.jp/support.html

本書へのご意見をお聞かせください．
https://www.nakayamashoten.jp/questionnaire.html

驚《おどろ》くほど相《あい》手《て》に伝わる
学《がっ》会《かい》発《はっ》表《ぴょう》の技《ぎ》術《じゅつ》

2015年4月 1 日　初版　第1刷発行
2016年7月 5 日　　　　第2刷発行
2024年2月10日　　　　第3刷発行

著……………………飯《いい》田《だ》英《ひで》明《あき》

発行者………………平田　直

発行所………………株式会社 中山書店
〒112-0006　東京都文京区小日向 4-2-6
TEL　03-3813-1100（代表）
http://www.nakayamashoten.co.jp/

装丁・DTP制作……臼井弘志（公和図書デザイン室）

印刷・製本…………三報社印刷株式会社

Published by Nakayama Shoten Co., Ltd.　　Printed in Japan
ISBN978-4-521-74094-2
落丁・乱丁の場合はお取り替え致します